GEOBIOLOGIA E RADIESTESIA

ANTÓNIO RODRIGUES

GEOBIOLOGIA E RADIESTESIA

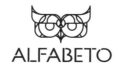

© Publicado em 2018 pela Editora Alfabeto

Supervisão geral: Edmilson Duran
Revisão: Luciana Papale
Capa e diagramação: Décio Lopes

DADOS INTERNACIONAIS DE CATALOGAÇÃO NA PUBLICAÇÃO

Rodrigues, António

Geobiologia e Radiestesia / António Rodrigues | Editora Alfabeto | 3ª edição São Paulo | 2024.

ISBN: 978-85-98307-58-9

1. Radiestesia 2. Geobiologia 3. Radiônica 4. Arquitetura I. Título

Todos os direitos reservados, nenhuma parte desta publicação poderá ser reproduzida por qualquer meio ou forma sem a prévia autorização da Editora Alfabeto ou do autor, com exceção de resenhas literárias, que podem reproduzir algumas partes do livro, desde que citada a fonte.

A violação dos direitos autorais é crime estabelecido na Lei n. 9.610/98 e punido pelo artigo 184 do Código Penal.

EDITORA ALFABETO
Rua Ângela Tomé, 109 | Rudge Ramos
CEP: 09624-070 | São Bernardo do Campo/SP | Tel: (11)2351.4168
editorial@editoraalfabeto.com.br | www.editoraalfabeto.com.br

AGRADECIMENTO

Este livro contou com a colaboração gentil do geólogo Marcos Alves de Almeida, que nos autorizou a utilização de vários trechos de sua obra *Geobiologia Microvibratória*, da qual usamos partes em sua forma integral ou adaptadas às necessidades da presente obra.

Fica aqui minha gratidão.

Sumário

1. Introdução à Geobiologia 9
2. Anomalias Geofísicas e as Plantas 13
3. Radiação e Campo Magnético Terrestre 15
4. Um Ambiente Saudável para uma Qualidade de Vida Melhor 19
5. As Nocividades 23
6. As Malhas Geomagnéticas 29
7. As Malhas e os Metais Associados 37
8. Por uma Radiestesia Racional 53
9. Utilizando Gráficos em Análise Radiestésica 57
10. Indicadores de Anomalias Geofísicas 59
11. Prédios Desastrados 61
12. Eletromagnetismo 65
13. A Tríade Vitruviana 69
14. O Estilo Gótico 71
15. A Orientação das Igrejas 79
16. Edificação Saudável 83
17. Princípios para uma Arquitetura Biótica 87
18. Existem hoje no Brasil e no Mundo vários tipos de Geobiologia 89
19. A Proposta de Trabalho em Geobiologia 95

20. Métodos de Análise..97

21. Protocolos para Correção e Neutralização.....................................103

22. Protocolos para Construção em Geobiologia com Ecologia
e Eletricidade Biótica..105

23. Normas para uma Geobiologia Real...109

24. Método para Construção em Geobiologia Solar...........................113

25. As Técnicas de Correção..131

26. Reequilíbrio Virtual do Espaço – Método Radiestésico...............133

27. Pesquisa Hídrica com Radiestesia...137

28. Enfim o Sonho virou Realidade...143

Caderno Complementar – Gráficos de Geobiologia....................151

Caderno Complementar – Gráficos de Hídrica............................177

CAPÍTULO 1

Introdução à Geobiologia

Geobiologia: "Ciência que estuda as relações da evolução cósmica e geológica do Planeta com as condições de origem, de composição físico-química e de evolução da matéria viva e dos organismos que ela constitui."

Larousse do Século 20, edição de 1930

Há uns setenta anos, após a Grande Guerra e a consequente retomada do crescimento industrial e comercial, as instalações elétricas eram mínimas. Nas residências, elas se limitavam a uma tomada e uma lâmpada por cômodo. O rádio era em ondas médias e curtas, com aparelhos a válvulas. Hoje em dia, apesar da brutal transformação deste quadro, continuamos mantendo o mesmo olhar de inocência em relação às mudanças havidas. Substituímos as árvores de nossas ruas por postes de concreto, distribuidores da monstruosa teia de uma aranha frenética com milhões de fios cruzados sobre nossas cabeças distribuindo eletricidade, telefone, dados, TV, etc. E ainda, sob nossos pés, a dois metros de profundidade, um labirinto de cabos de força, de canos de água com pressão, uma malha de canos metálicos de distribuição de gás e imensos canos de esgoto doméstico e de águas pluviais.

Infelizmente, a lista é ainda bem mais longa:

- TV VHF, UHF ou por satélite.
- Radar.
- Rádio FM.
- Forno micro-ondas.

- Alimentação 220V CA.
- Transmissões de rádio em toda a gama do espectro eletromagnético.
- Telefones celulares nas várias bandas.
- Estações transformadoras de energia elétrica.
- Aparelhos de exame tipo raios x e etc.
- Todos os aparelhos eletrodomésticos.
- Linhas de alta tensão.
- Fenômenos ligados à corrente elétrica.
- Efeito térmico.
- Campo elétrico e magnético.
- Acoplamento indutivo e capacitivo.
- Eletricidade estática, ionização.
- Radioatividade natural, gás radônio.

A Geobiologia não é uma forma de crença. Ela detecta e analisa, nos terrenos e nas construções já erigidas, as emissões radioativas, eletromagnéticas e outras que possam afetar os espaços da construção ou ter uma influência negativa sobre a saúde dos ocupantes.

Estas emissões podem ter origem em correntes de água subterrânea; em falhas geológicas; em diferentes malhas magnéticas; em formas das edificações e da poluição do mundo moderno.

A Geobiologia estuda fenômenos bem reais, mensuráveis e quantificáveis, utilizando métodos tradicionais até a pouco tempo considerados empíricos, como a radiestesia – com suas varetas e pêndulos –, e os métodos modernos tecnológicos – como os contadores Geiger, magnetômetros, cintilômetros, etc.

Por causa de seu passado recente, empírico, a Geobiologia é vista como uma ciência paralela. Essa "novidade", para algumas pessoas, está relacionada com algumas habilidades e costumes tradicionais, tais como a pesquisa de água pelo poceiro usando uma rústica forquilha de madeira, o pastor escolhendo o local para pernoite sentindo o terreno com a mão, ou ainda mais surpreendentemente, algum grupo druídico em seus rituais de integração com a natureza, vestidos a rigor com camisolas brancas e flores no cabelo.

À água corrente subterrânea ou ao lençol freático lhe são imputados certos números de efeitos danosos. A movimentação da água e sua fricção nas paredes do canal formado, geram fracos raios gama e diferenças de potencial elétrico com a superfície, efeito comprovável com o auxílio de cintilômetro.

As falhas geológicas são produtos do deslizamento dos terrenos ou acomodação da crosta terrestre. No ponto de encontro entre uma rocha e uma areia, por exemplo, forma-se uma onda na vertical, modificando o campo elétrico e enviando uma onda com dois componentes: um físico (campo elétrico, etc.), não apresentando nenhuma possibilidade de correção, e outro das energias sutis, talvez sendo o V-e o que parece se sobressair segundo análises.

CAPÍTULO 2

Anomalias Geofísicas e as Plantas

Percorrendo uma grande plantação industrial de laranja, por exemplo, andamos muito até finalmente encontrarmos uma ou duas árvores raquíticas e desfolhadas (Fig. 01). Disto podemos aferir que as ocorrências deletérias geofísicas acontecem muito esparsamente, bem ao contrário do que deixam supor os esotéricos e os pseudos geobiólogos. O que é coincidente com o princípio de que se a Terra fosse um território perigoso, não estaríamos aqui, alcançando hoje uma população de sete bilhões de seres.

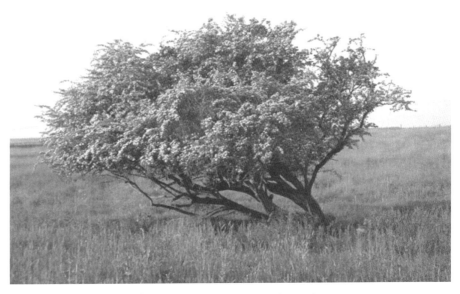

1. Árvore vitimada por anomalia geofísica.

A Geobiologia estuda o impacto do ambiente e das construções na saúde dos habitantes e a aplicação deste conhecimento na edificação de espaços saudáveis (Fig. 02).

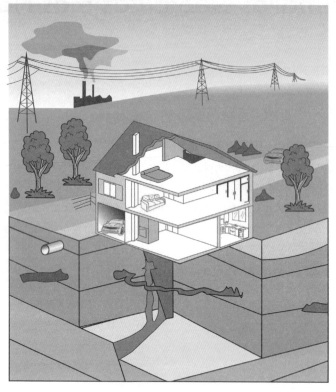

2. Alguns desequilíbrios que podem alterar a qualidade biótica local.

O meio ambiente total pode influir sobre os seres vivos positiva ou negativamente, conforme o agente emissor considerado em Geobiologia, natural ou artificial (produto da atividade humana). O ideal para ter uma vida de boa qualidade energética seria fazer um levantamento local antes da construção. Quando erigido o imóvel, seja qual for sua finalidade, comercial ou residencial, fica bem mais difícil corrigir alguma energia lesiva. Por exemplo, construir sobre uma área de radioatividade não possibilita nenhum tipo de correção.

A análise prévia e acompanhamento posterior da edificação por um bom radiestesista, possibilitará um resultado mais confiável.

CAPÍTULO 3

Radiação e Campo Magnético Terrestre

O fato de que uma agulha magnética se oriente para uma determinada direção, mostra a existência de um Campo Magnético Terrestre. A bússola não é mais que uma agulha magnética, cujo polo sul (pintado) se orienta para o norte magnético da Terra. No entanto, esse ponto não indica o Norte geográfico do Planeta; entre os dois existe uma diferença chamada declinação magnética variável: em Paris 1°, em São Paulo, 21°.

A posição dos polos magnéticos varia com o tempo em função das correntes elétricas causadas pelo núcleo do Planeta, da ionosfera e da radiação eletromagnética provinda do Sol.

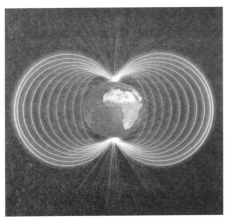
3. Campo magnético terrestre teórico.

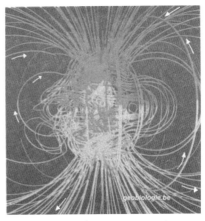
4. Aspecto do campo magnético terrestre real.

As unidades de medida são o gauss, o Tesla (1 Tesla = 10.000 gauss) e o Ampère por metro (A/m).

A intensidade do campo magnético terrestre é de 0,5 gauss, 50 mT (microtesla), mais elevada nos polos e menor no equador.

Duas energias são extremamente interligadas, alterações num campo magnético induzem alterações elétricas e, por sua vez, alterações elétricas resultam em alterações magnéticas (Figs. 3 e 4).

Os campos elétricos e magnéticos constantes existem independentemente um do outro (eletricidade estática, ímãs).

Os campos elétricos e magnéticos oscilantes são intimamente ligados para formar um campo eletromagnético (ondas eletromagnéticas).

Na matéria dita inanimada, existem reações químicas, cujo comportamento é comparável à matéria viva. Estas reações fazem intervir certa quantidade de energia, traduzindo-se na aparição de estranhas e maravilhosas formas geométricas em espirais. A matéria é, portanto, viva, e apresenta comportamentos coerentes ou incoerentes, segundo o meio vibratório ambiente.

O ser humano e o meio que o envolve são osciladores que têm seus ritmos, suas harmônicas e ressonâncias, que entram em harmonia vibratória com a natureza e o cosmos, ou se dessincronizam e permitem a dissonância e, assim, a doença aparece.

A poluição eletromagnética era, já em 1905, uma ameaça para o bem-estar e a saúde do ser humano, mas, visto que as fontes de radiação, tais como os emissores de ultravioleta, de *laser*, micro-ondas, ondas de rádio, radar, satélites, etc., se multiplicaram e aumentaram tremendamente de potência, doenças como o estresse, a insônia, a esclerose e o câncer também se tornaram cada vez mais presentes.

A maioria das normas de limitação de emissões é extremamente branda e varia conforme o país; vemos que elas contemplam mais os interesses industriais que propriamente a saúde humana, ou talvez, os políticos, e outras autoridades, tenham percebido que seus compatriotas são mais resistentes que os estrangeiros...

Experiências demonstraram que numa casa em que exista um campo elétrico interno (50/60 Hz) da rede, o número de íons negativos diminui pela metade. Em locais com aparelhagem eletroeletrônica, a quantidade desce abaixo dos 40 íons cm^3. A fim de manter o indivíduo em boa forma, a quantidade de íons negativos deveria ser de 2.000 íons por cm^3.

O campo elétrico natural é da ordem de 100 volts por metro (V/m), durante trovoadas, o campo sobe a 2.000 V/m.

O becquerel é uma unidade de medida que corresponde a uma desintegração por segundo.

A radioatividade natural do ar é de 0,1 becquerel/m (Bq/m).

As Radiações Ionizantes

Como que os íons atuam nos campos:

- Os raios ALFA são compostos de núcleos de hélio. Eles se propagam alguns centímetros no ar e alguns milímetros nos tecidos orgânicos.
- Os raios BETA são fluxos de elétrons que se deslocam à velocidade da luz. Eles se propagam alguns metros no ar e aproximadamente 8 milímetros nos tecidos orgânicos. Têm efeitos externos razoavelmente inofensivos, mas graves efeitos quando da ingestão de materiais radioativos. Para proteção, bastam alguns milímetros de plástico ou alumínio.
- Os raios GAMA são ondas eletromagnéticas. Esse tipo de radiação é muito penetrante. A propagação no ar é praticamente infinita. A proteção pode ser obtida com uma espessura de chumbo de 15 cm, ou de cimento, com 1 metro.
- Os raios x são do mesmo tipo que os raios gama, mas menos poderosos.

As unidades de medida são agrupadas em 3 categorias:

» medida de exposição;

» medida de dose absorvida;

» medida do efeito sobre o corpo humano.

a) O ROENTGEN é uma unidade de medida de exposição. O que significa que ela não indica a quantidade de radiação absorvida pela matéria. O BECQUEREL (Bq) representa um número de transições nucleares espontâneas por segundo de uma fonte radioativa.

b) RAD mede a quantidade de radiação absorvida por uma massa biológica de 1 Kg. No entanto, não fornece nenhuma indicação quanto à ação biológica da radiação sobre o ser humano.

c) REM, abreviação de *Roëntgen Equivalent Man*, é a unidade de avaliação do efeito biológico de uma radiação eletromagnética ionizante. Representa a dose de radiação produzindo no homem os mesmos efeitos biológicos que 1 RAD de raios X (cuja energia fotônica é de 250 KEV).

O aparelho de medida padrão é o Contador Geiger (Fig. 05).

Como neutralizador, podemos empregar um gerador de íons negativos à condição de ser um equipamento de boa potência, não do tipo encontrado em loja esotérica.

O ionizador deverá produzir de 10 a 20 milhões de íons por cm^3 e ser equipado de uma pequena ventilação para deslocamento dos íons para fora do equipamento.

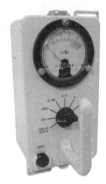

5. *Contador Geiger.*

Os efeitos da ionização negativa são:
- Purificação do ar, eliminação de fumaças e das micropartículas em suspensão;
- Eliminação de substâncias tóxicas e odores;
- Eliminação de vírus e bactérias no ar;
- Diminuição da eletricidade estática;
- Ação no crescimento das plantas;
- Ação sobre a asma e a bronquite crônica;
- Melhora no tônus geral e desaparecimento das insônias;
- Ação positiva sobre o sistema nervoso.

CAPÍTULO 4

Um Ambiente Saudável para uma Qualidade de Vida Melhor

Alguns geobiólogos, até os de boa cepa, dão uma importância relevante aos aspectos metafísicos do ambiente. Segundo eles, a concordância do espírito do local é de fundamental importância para evitar problemas durante a construção – e ao final dessa –, com aqueles que vão habitá-la. Quando tais fatores são encontrados, procedem a rituais de purificação e atração das entidades locais.

O Sol rege o ritmo de toda a vida sobre a Terra. Organiza as estações, os períodos de ação e os de repouso. Basta fincar uma vara no chão para observar que ao longo das estações e das horas do dia a sombra formada varia em orientação e em comprimento. Esta é a primeira criação desse encontro luminoso. Longe de ser sem importância, este ato simbólico servia concretamente aos desejos dos arquitetos de todos os tempos, e cria hoje as bases de uma nova Geobiologia.

Ao levantarmos os dados locais, vamos compreender o que caracteriza o lugar, e com isso, poder inscrever na forma do edifício, os elementos rítmicos favoráveis. Esta é uma ação necessária para a instalação de uma verdadeira harmonia na casa. A pesquisa e a consequente descoberta de água, falhas ou redes H que será explicado adiante, não são suficientes, pois a implantação de algumas centenas de toneladas da casa vai interagir e fazer aparecer – ou desaparecer –, a percepção, uma falha ou um veio de água, e vai condensar e talvez alterar a rede H.

Neste momento é necessário dizer que, segundo as latitudes, e contrariamente às ideias estabelecidas, o famoso número do ouro, número irracional, não será imposto, sob pena de, à custa de um aumento energético, causar uma sobrecarga mágica com inversão do espectro de ondas.

O respeitado Jean de La Foye, autor do clássico *Ondas de Vida Ondas de Morte*, nos alerta para os problemas acerca do uso de um modelo de pirâmide e da emissão em magia do dispositivo, assim como outras originadas do mesmo princípio.

A rede H não é global: esta rede não existe nas regiões sem eletricidade, para compreender isso, corte sua eletricidade, deixe enfraquecer a rede H durante algumas dezenas de minutos, dê tempo para que as vibrações se estabilizem e você sentirá a leveza do ambiente, (válido para uma casa em ambiente rural).

A evolução da sociedade industrial moderna transformou radicalmente o tipo de construção e os materiais usados na atualidade. A Geobiologia é, antes de tudo, uma proposta de mudança nos atuais paradigmas. É uma nova postura em relação às metodologias empregadas, às formas e materiais utilizados e um esforço para alcançar a maior integração possível entre a edificação e seu entorno ambiental. O arquiteto, o engenheiro, o construtor, devem elaborar listas de materiais capazes de construir de forma biótica, fugindo das armadilhas involuntárias apresentadas por certos materiais modernos, produtos do aproveitamento industrial de resíduos e de materiais com boas características, ora estéticas, ora mecânicas, mas altamente poluidoras, sob os mais variados ângulos.

A análise geobiológica visa a estabelecer uma avaliação do impacto de um conjunto de fatores sobre uma habitação e eventuais reflexos sobre a qualidade de vida dos moradores. Para isso, variados métodos podem e devem ser empregados, e também os fatores físicos, psicológicos e espirituais devem ser avaliados. Os desequilíbrios podem ter origens físicas, biológicas, geomagnéticas, magnéticas, eletromagnéticas, eletrostáticas, etéricas, astrais, etc.

Os desequilíbrios detectados devem ser reportados sobre uma planta e assinalados por cores diferentes, indicando as zonas de isofrequência.

Este procedimento visa à construção de uma casa em um espaço nunca antes construído e sem problemas de área total, sem sentido obrigatório de orientação e tempo para construção. Todas as limitantes que fujam desta situação ideal deverão ser avaliadas, e as adaptações, implementadas.

Deve-se observar os aspectos topográficos do local, os ventos dominantes, os cursos de água e declives. Evitar topo de morros e várzeas de alagamento, pesquisar a existência de ocorrências telúricas, falhas, cavidades, constituição do terreno, lençol freático, etc. e presença de malha Hartmann deformada.

Aqueles com pendores místicos/esotéricos pedirão a concordância do espírito do lugar.

Por curiosidade, assinalamos aqui um livro de um autor nacional publicado em 1935, Ernesto Alfred Becker – *Radiações Maléficas do Subsolo – O milagre da Forquilha, – A Nova Orientação Prophylática da Architectura*. Uma obra muito lúcida e que revela um radiestesista de grandes méritos.

CAPÍTULO 5

As Nocividades

Grupo 1

» Correntes de água ao ar livre.
» Correntes de água subterrâneas.
» Fontes de água mineral (na vertical da saída).
» Falhas geológicas secas.
» Jazidas de minerais radioativos.
» Antigos pântanos.
» Alterações naturais do magnetismo terrestre.
» Troncos de árvores apodrecendo.
» Correntes telúricas sutis.
» Cavernas naturais abertas ou fechadas.

A Água

A circulação de água subterrânea é a causa mais comum de perturbações, e a mais conhecida. Ela induz uma corrente elétrica da ordem de alguns milivolts entre a água e a superfície. Essa corrente modifica a radiação eletromagnética sob a qual ela se encontra, dando origem à sensação de frio que se sente nesses locais. Também a fricção da água nas margens produz raios gama, um tipo de radioatividade natural, perfeitamente detectável com cintilômetro.

As Falhas

As falhas, na maioria das vezes, são consequências de deslizamentos de terra; elas proporcionam à água um canal de escoamento, por isso, na época das chuvas, apresentam as mesmas características das correntes de água. Quando não são tomadas pela água, o são pelo gás radônio, um gás natural produto da decomposição de rochas radioativas, que, atingindo a superfície, se decompõe rapidamente, porém, em ambientes fechados e sem exaustão de ar para o exterior, condensa-se, tornando-se altamente perigoso. Esse gás se acumula em todos os espaços vazios naturais ou construídos pelo homem. Na Europa, o valor de concentração máxima aceito é de 200 a 400 becqueréis por metro cúbico. A saber, a segunda maior causa de câncer de pulmão, logo atrás do tabagismo, é o gás radônio. Segundo estatísticas, ocorrem 15.000 mortes nos Estados Unidos em decorrência do radônio. Mais penetrante que os raios x, o radônio atravessa praticamente tudo, bastando uma minúscula fissura ou a porosidade do material para que ele se propague.

Caso tenha sido encontrada a emissão de radônio na inspeção preliminar no terreno, pintar na casa sobre o contrapiso com piche impermeabilizante Neutrol, até 10 cm na parede, elimina trincas ou porosidades.

O espaço vazio ressonante emite, na vertical, variações no campo elétrico e emissões do espectro das Ondas de Forma, facilmente detectáveis em fases e cores, com algum pêndulo cromático. Durante o período de chuvas, algumas vezes servem também de canal de escoamento de águas. Na vertical de abruptas mudanças na constituição do terreno, encontram-se também os mesmos fenômenos energéticos.

As "falhas" a que nos referimos em Radiestesia e Geobiologia são pequenos acidentes de subsuperfície ou fenômenos detectáveis a até trezentos metros de profundidade, não tendo, portanto, relação com as grandes falhas tetônicas, essas a profundidades acima de mil metros ou mais.

Grupo 2

> » Malhas geomagnéticas.
> » Emissões cosmotelúricas negativas.

As Malhas Geomagnéticas

A mais conhecida das malhas e a mais fácil de detectar é a que leva o nome de seu descobridor; o médico alemão Ernst Hartmann. As malhas têm um efeito concentrador e potencializador dos variados problemas telúricos, tendo também uma estreita relação com as consequências da atividade humana. As malhas orientam as demais energias criando uma estrutura que pode ser tanto benéfica quanto maléfica.

As redes ou malhas invisíveis:

- A malha de Hartmann é orientada Norte/Sul. Ela mede aproximadamente 2 m no sentido Norte/Sul e 2,5 m na direção Leste/Oeste. As faixas da malha medem 21 cm de largura. Em todos os 10 m as faixas apresentam a largura de 40 cm, formando grandes quadrados de 10 x 10 m, denominados Malha Global. Os cruzamentos das faixas podem apresentar emissões de caráter nocivo, chamados, assim, de cruzamentos geopatogênicos.

- A rede Curry é orientada na diagonal em relação à de Hartmann, a 45°. As faixas da malha emergem a todos os 4 m e têm a largura de 40 cm. Os pontos de cruzamento são alternadamente de polaridade + ou -.

Quando os pontos de cruzamento dessas duas malhas coincidem, o chamado "ponto estrela" é fortemente energético e nocivo. Esses pontos, quando estimulados por acidentes telúricos, e outros, podem se tornar o foco de emissão de energia de muito baixo potencial.

As formigas se instalam nos locais de baixa energia, frequentemente, nos cruzamentos da rede de Hartmann. Árvores nesses lugares normalmente apresentam folhagem rala e deformações no tronco.

Chaminés cosmotelúricas

Descobertas em 1983, pelo francês Guy Tison de Bourges, não parecem estar ligadas a nenhum fenômeno telúrico conhecido. São compostas por um corpo principal e um número variável de braços. Têm um ciclo energético próprio parecido com respiração, inspiração, repouso e expiração. Explicadas mais à frente.

Grupo 3 (decorrente da atividade humana)

» Antigos subterrâneos.
» Túneis do metrô.
» Fossas sépticas desativadas.
» Esgotos em uso.
» Antigos poços (aterrados ou não).
» Antigos cemitérios.
» Lagoas de decantação.
» Lagoas de águas usadas.
» Cavidades fechadas e sem circulação de ar.
» Líquidos em movimento (encanamentos de água, etc.).
» Antigas passagens subterrâneas.

Grupo 4 (eletricidade)

» Linhas de alta tensão.
» Estações transformadoras de energia elétrica.
» Linhas de estrada de ferro eletrificadas.
» Tomadas terra defeituosas.
» Forno de micro-ondas.
» Fiação elétrica 220 v dentro de conduíte plástico.
» Aparelhos de raios x.
» Equipamentos elétricos variados.

Grupo 5 (eletrônica)

» Aparelhos e antenas de TV.
» Computadores.
» Centrais de alarme.
» Radares.
» Transmissões de rádio.
» Celulares e suas antenas.
» Telefones sem fio.

Os monitores de cristal líquido não emitem nada, porém, quando na vertical de uma emissão telúrica, vibram e expandem essa emissão. Falamos aqui especificamente da tela, não dos circuitos eletrônicos que a acompanham.

A maioria das telas hoje em uso são de diodos emissores de luz (LCD), perfeitamente inocentes.

Após o final da Grande Guerra, e até aos dias de hoje, vimos um extraordinário incremento da utilização da eletricidade e da eletrônica. Nas ruas, temos agora um emaranhado de fios e cabos, transportando as mais variadas frequências e potências. Nos topos dos edifícios, milhares de antenas de celular, dados, micro-ondas, etc., e cada um de nós se faz acompanhar de um inseparável telefone celular. Porém, não nos apercebemos das alterações havidas, aceitando-as com certa ingenuidade.

Sem pessimismo, devemos considerar que algum efeito colateral deve haver.

Grupo 6 (a poluição)

» Queimadas.
» Emissões de chaminés industriais.
» Gases automotores.
» Ruído urbano.
» A poluição em todas as suas formas.

A Poluição Moderna

Não tem escapatória, toda a nossa atividade produz poluição, seja ela qual for. Estamos alterando o meio ambiente constantemente. Para vivermos bem, deveremos produzir o mínimo possível de elementos poluidores e também ficar o mais longe possível dos grandes agentes de poluição.

Grupo 7

» Forma da edificação.
» Materiais utilizados.
» Orientação do edifício.
» Emissões de forma decorrentes da arquitetura.
» O entorno do edifício e traçado urbano.

Grupo 8

» Colocação de alguns móveis.
» Joias e bijuterias (com memórias negativas).
» Antiguidades (com memórias negativas).
» Pinturas, desenhos e litografias (dependendo do motivo).
» Colchões de água.
» Aparelhos com telas de cristal líquido.
» Espelhos (em função da colocação).
» Móveis com ângulos vivos.
» Aquecedores elétricos.
» Cores do ambiente.

Grupo 9

» Magia negra.
» Memória das paredes.
» Vampirização.
» Máscaras africanas e algumas estatuetas.
» Objetos maléficos.

CAPÍTULO 6

As Malhas Geomagnéticas

Diversos pesquisadores apresentaram ao público variadas malhas geomagnéticas, sendo as mais conhecidas e de fácil detecção, a malha Hartmann e a malha Curry.

Vejamos a evolução desse assunto, através do tempo.

1899 – Descrição das cargas eletromagnéticas do ar (Éster e Gelter/ Czemak e Dassaner).

1903 – Descoberta das radiações eletromagnéticas superpenetrantes (Rutherford e Melennan).

1921 – Supostos alinhamentos de energia Ley Lines (Alfred Watkins).

1927 – M. Stelys divulga que as "casas com câncer de Clermon--Ferrand na França, estão situadas em sua maior parte, ao longo de um desnível devido a uma falha de origem vulcânica, perto da qual brotam fontes de água carbonatada. Comunicação feita pelo professor d`Arsonval à Academia de Ciências".

1929 – Barão Von Pohl, um hábil radiestesista, propôs às autoridades da cidade de Vilsbiburg, na Baviera, Alemanha, fazer um levantamento, por meio da vareta radiestésica, das zonas salubres e insalubres do solo urbano. O que foi aceito e realizado no mesmo ano. As indicações levantadas eram imediatamente anotadas sobre um mapa da cidade. Em seguida, as autoridades assinalaram sobre o mapa todos os endereços de pessoas atingidas por câncer. Qual não foi a surpresa ao constatar que todos os leitos dos doentes estavam em zonas detectadas como insalubres. Segundo Von Pohl, essas áreas apresentavam problemas em virtude de cursos de água subterrânea impura.

De 1932 a 1939, o engenheiro Lienert e o Dr. Jenny de Sühr les Aarau, na Suíça, efetuaram uma longa série de experiências com cobaias (ratos brancos). Eles construíram caixas de madeira com 3 metros de comprimento, apoiadas no chão, uma parte em solo neutro e outra em solo perturbado em função da presença de um veio de água subterrâneo. Os resultados foram os seguintes:

- Os ratos faziam os ninhos em zona neutra. Cada vez que giravam as caixas em 180°, os ratos trocavam ninho e filhotes para a zona neutra. Cada vez que obrigavam os ratos a permanecerem em zona perturbada, eles ficavam rapidamente doentes. Alguns meses após, apresentavam tumores em claro contraste com ratos colocados sobre uma zona neutra.

  Os ratos foram pincelados com substâncias cancerígenas. Todos os que habitavam a zona perturbada morreram de câncer, enquanto um pequeno número dos da zona neutra contraiu tumores.

Em 1937, Georges Lakhovsky demonstra estatisticamente que os terrenos à base de areia, calcário, gipso, grés, de rochas cristalinas e de aluviões recentes têm uma fraca incidência de cânceres, enquanto que aqueles à base de argila, margas, cal, pirita e outros minerais do ferro e de hulha e xisto têm uma forte incidência da doença.

Também em 1937, o Dr. François Peyré de Bagnoles-de-l´Orne anunciou a descoberta de uma rede geomagnética e, em 1947, publica a obra: *Radiações cosmo telúricas: Raios Peyré, sua topografia sobre todo o planeta, sua relação possível com a patologia humana, animal, vegetal e notadamente com o câncer.* Esse tema foi estudado por muitos outros pesquisadores. Essas manifestações parecem ser uma resultante do campo magnético e elétrico terrestre, conhecida há mais de cem anos pelos geofísicos sob o nome de linhas isóclinas de direção Leste/Oeste e linhas isógonas no sentido Norte/Sul.

A malha, que leva seu nome, é orientada Norte/Sul, variando, no Hemisfério Norte, de 6 a 8 metros, com uma largura de 40 a 60 cm (Fig. 06).

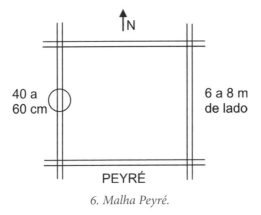

6. Malha Peyré.

Em 1961, o médico alemão Ernst Hartmann é levado a pesquisar os locais onde habitavam seus pacientes, pela coincidência de casos de câncer, e encontra uma malha com 2 m Norte/Sul por 2,5 m Leste/Oeste, com 20 cm de espessura (Fig. 07).

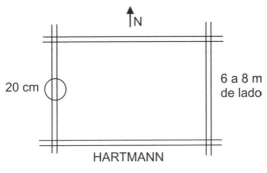

7. Malha Hartmann.

Por que as diferenças entre Peyré e Hartmann? O Dr. Peyré realizou seus testes em meio à natureza, longe de qualquer poluição, enquanto o Dr. Hartmann fez suas pesquisas na área do hospital, onde uma rede de alimentação 220 V / 50 Hz pulsava. A malha Hartmann está diretamente relacionada com a poluição eletromagnética, produto da atividade humana. A cada 4 linhas Hartmann Leste/Oeste corresponde a uma Peyré, e a cada 5 linhas Hartmann Norte/Sul, igualmente corresponde a uma Peyré.

No ano anterior, o meteorologista alemão Ernst Curry detecta uma malha diagonal variando de 3 a 16 m, quadrada ou retangular (Fig. 08).

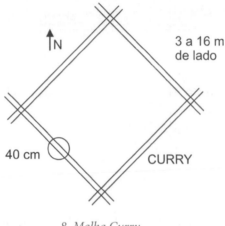

8. Malha Curry.

Na mesma época, o físico francês Lucian Romani fez a descoberta da rede que leva seu nome, Romani (Fig. 09).

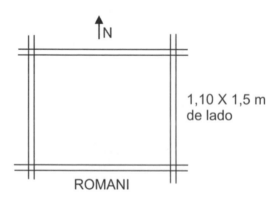

9. Malha Romani.

Em 1970, o Dr. Jean Picard, na cidade de Moulins, na França, percebeu que num dado bairro de sua cidade, o índice de afeções cardiovasculares e cânceres era acima do normal. Um levantamento geobiológico do local confirmou a presença de um veio de água subterrânea a 80 metros de profundidade sobre uma falha, a 150 metros do bairro. J.W.F. Staëngle também visitou Moulins e pesquisou o local com o cintilômetro; mais uma vez, as mensurações confirmaram o antes detectado pelo geobiólogo (Fig.10).

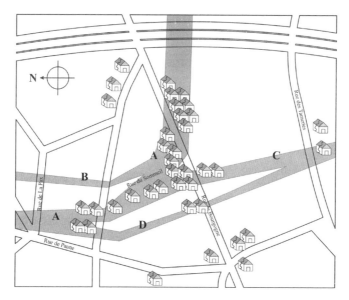

10. Cidade Des Moulins, local da pesquisa do Dr. Picard.

Jean PICARD é Président-Fondateur du groupe de recherches Environnement-Santé.

Em 1972, o engenheiro Staëngle refez a experiência de Vilsbiburg com o auxílio de um cintilômetro gama, corroborando então os resultados obtidos antes por Von Pohl.

Em 1978, Rémi Alexandre foi o primeiro arquiteto a fazer uma tese sobre a medicina da habitação. É também autor do *Votre Lit Est-il à la Bonne Place?*

Em 1986, o belga Walter Kunnen revelou as malhas sagradas. Segundo o próprio Kunnen, não foi ele o inventor dessas redes geodinâmicas; na realidade, ele redescobriu algo já antes conhecido pelos romanos, pelos gregos, celtas e, antes deles, pelos egípcios e chineses. Seu único mérito foi situar essas malhas em suas estruturas originais e evidenciar as linhas de força que executam a função de "ondas portadoras" das interferências eletromagnéticas no espaço que elas percorrem. Essas malhas "sagradas" estão presentes nos templos onde as malhas Hartmann estão ausentes. Levam o nome de malhas sagradas porque as encontramos em todos os santuários que são por excelência templos solares.

A malha Hartmann não age dentro das igrejas e catedrais canônicas: só é detectável ao longo das paredes; a vibração maior fica por conta dos raios sagrados. É o templo solar ou espaço cósmico em toda a sua exuberância. Nesse local, a mensagem a ser absorvida não é telúrica, ela vem do alto, ela vem do cosmo.

É possível detectar raios sagrados mesmo a partir de uma imagem colocada sobre uma mesa (detectar com o pêndulo em ligeira rotação).

De 1970 a 2000, houve o surgimento de instituições de pesquisa de Geobiologia em bases científicas (Mariano Bueno/Blanche Merz). Retomada dos estudos de Alfred Watkins a respeito das Ley Lines.

Raymond de Montercy, ex-Fundação Ark´All, arquiteto e geobiólogo, afirmou: "As malhas geomagnéticas são estados particulares da matéria que é necessário conceber dentro de uma estrutura dinâmica e em volume. Existe uma variedade infinita de malhas dando acesso a informações diferentes; suas dimensões variam permanentemente em função da latitude, da influência do Sol e da Lua. Como todo sistema dinâmico, elas podem se poluir, mudar de forma e de caráter de informação, e se tornar indutoras de perturbações."

Certa visão catastrofista impera na abordagem da gênese das malhas geomagnéticas.

Alguns as consideram lesivas como os demais eventos geofísicos. Porém, as malhas apenas condensam a energia, seja ela qual for, fazendo emergir ao longo das faixas e nos cruzamentos os eventos porventura existentes abaixo da superfície.

O pesquisador que tiver este conceito da lesibilidade das malhas, por um efeito que chamo de conflito defensivo, que é uma espécie de defesa involuntária de um conceito, encontrará só locais de energia lesiva.

Muitos pesquisadores desconsideram os locais de energia elevada, chamados, após Blanche Merz, de grandes locais cosmo telúricos, nos quais emerge um fluxo de energia revitalizante.

As malhas geomagnéticas têm origem no magnetismo terrestre, sendo influenciadas em seu perfil final por variantes telúricas, (água, radioatividade, falhas, etc.) e por produtos da atividade humana, (poços, pilares, formas das construções, etc.) e as múltiplas atividades eletroeletrônicas.

As malhas têm um espectro na forma quadrada ou retangular, alinhadas Norte/Sul ou a 45° destas. Seu desenho é definido por faixas de largura variável, normalmente segundo a malha específica.

As malhas em si, isoladas, não são a origem de energias nocivas, no entanto, as faixas são portadoras da energia que as influencia, potencializando o efeito. Os cruzamentos das faixas quando lesivas tomam o nome de nós ou cruzamentos geopatogênicos. O local menos lesivo se situa no centro do espaço retangular definido pelas faixas. A pesquisa das faixas visa a entender o mapa energético do local em análise.

Por uma questão de enfoque pragmático, limitamos a pesquisa (quando necessária) à malha de Hartmann, mais fácil de detectar e bastante presente, por isso também chamada de malha global. Sua detecção deveria ser efetuada no terreno antes da construção, para se escolher o local livre de energias nocivas ou de baixa amplitude.

Num apartamento, em geral de pequena área, a pesquisa apresenta alto grau de dificuldade:

Um passo para a frente, bate-se na mesa de centro; um passo para trás, esbarra-se com o sofá; à esquerda, à parede; andando para a direita o aparador impede a progressão. O resultado final são segmentos da malha. Pela dificuldade, o grau de acerto da pesquisa é prejudicado.

Pesquisar a malha de Hartmann a distância sobre a planta do local é só para cobras. Melhor anotar na cópia da planta os valores encontrados a lápis para poder apagar e corrigir os desvios. Uma vez concluído o levantamento e devidamente anotado, com auxílio de um biômetro, meça todos os cruzamentos, sempre anotando na planta os valores encontrados. Una os vários valores com o mesmo potencial, formando curvas de isofrequência.

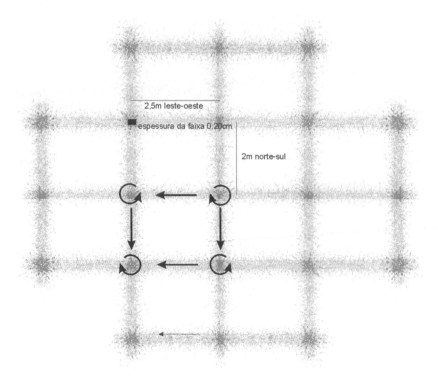

11. Típica malha de Hartmann e a direção da energia percorrendo suas faixas.

A malha de Hartmann (Fig. 11) não se manifesta em locais desabitados e longe de torres de transmissão de força. A rede elétrica é um dos fatores que a fazem surgir. Também emerge em função do volume da construção e toma as dimensões dos elementos constituintes do edifício; seus cruzamentos aparecem na altura das colunas.

Vejam o caso das grandes igrejas e catedrais europeias: em princípio, suas naves são orientadas para o nascente, apontam para o Leste, para Jerusalém, lugar do nascimento de Jesus... Na realidade, tem igreja apontando para tudo que é lado, mas não para o Norte. E como a malha cuja orientação é Norte/Sul brota paralela à igreja? Simples, porque a massa do edifício faz brotar a malha segundo a orientação desta! A malha surge apenas nas colunas.

Acreditamos também que outros fatores possam fazer surgir essa malha, mas, por falta de experimentação, não nos estenderemos mais sobre esse tópico.

CAPÍTULO 7

As Malhas e os Metais Associados

Metal	Largura mínima das faixas	Distância entre faixas	Orientação
Níquel	21 cm	2 x 2,5 m	(Hartmann) Norte/Sul (global)
Ferro	40 cm	5 m	(Curry) 45º (rede diagonal)
Zinco	36 cm		45º
Alumínio	36 cm		45º
Silício	72 cm		45º
Selênio	36 cm		Norte/Sul
Urânio	36 cm		45º
Magnésio	36 cm		45º
Cobalto	20,7 cm		Norte/Sul
Paládio	38,7		Norte/Sul
Siderita	36		45º
Ouro	40	7 m	(Peyré) Norte/Sul (solar)
Prata	36 cm		45º
Platina	?		Norte/Sul
Chumbo	?		emite a partir de um ponto de emergência e concêntrico
Cobre	36 cm	5,5 m	(Palm) Norte/Sul

Algumas malhas geomagnéticas

- Wissmann, diagonal, com 10 a 11 m.
- Curry, Norte/Sul, com 7 a 8 m como média, mas podendo apresentar dimensões entre 4 e 16 metros.
- Peyré, Norte/Sul, 7 a 8 m (ou rede solar). No Hemisfério Norte, suas dimensões são menores que no Hemisfério Sul.
- Romani, Norte/Sul 1,1 a 1,5 m, – difícil de detectar
- Hartmann ou rede global, com 2 m Norte/Sul por 2,5 m Leste/Oeste, no Hemisfério Norte; já no Hemisfério Sul a dimensão é por volta de 2,4 x 3 m. A cada 4 linhas Hartmann Leste/Oeste existe uma Peyré, e a cada 5 linhas Norte/Sul também existe uma linha Peyré.

A malha dupla é mais uma característica da malha Hartmann; a cada 10 metros, aparece uma faixa de espessura dupla (aprox. 42 cm), ou seja, a cada 4 x 5 malhas normais. Contrariamente ao que se poderia supor ao olhar uma lista de malhas e suas dimensões, estas não são fixas e têm uma tendência a se deformar. O Dr. Hartmann chegou a encontrar certa vez, uma malha com 10 cm de largura, chegando a encontrar uma com até 4 m. Assim como sua espessura que pode alcançar 80 cm, em alguns locais elas não são de todo detectáveis, já à beira-mar são sempre detectáveis na hora da troca das marés.

Em princípio, as malhas em si não são um problema, criando pontos ou áreas de distúrbio. Elas potencializam e localizam desequilíbrios telúricos motivados por falhas, correntes telúricas, correntes de água, lençóis de água, radiação natural, etc. Os cruzamentos de suas faixas apresentam polaridades diferentes alternadas.

Numa área de distúrbio, as faixas das malhas apresentam um índice biométrico mais baixo, e os cruzamentos das faixas um índice menor ainda, por isso são chamados geopatogênicos; assim, é desaconselhável permanecer por longos períodos em cadeira de trabalho, sofá ou cama.

A sobreposição de um cruzamento Hartmann e um Curry cria um ponto de forte emissão.

As Chaminés Cosmotelúricas

As chaminés cosmotelúricas são colunas verticais que permitem que certas energias cósmico/telúricas possa fluir. Podemos localizá-las em qualquer lugar, elas são independentes das malhas geomagnéticas conhecidas (Fig. 12).

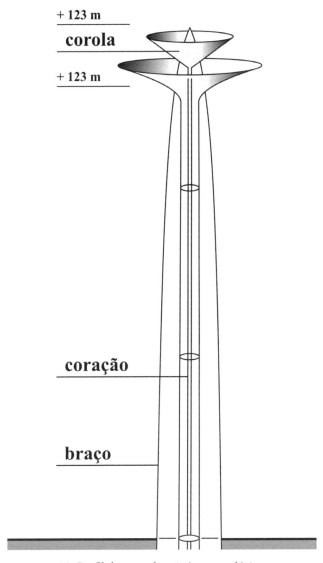

12. *Perfil de uma chaminé cosmotelúrica.*

De forma cilíndrica, com diâmetro podendo chegar a 4 m, dimensão variável de uma chaminé para outra. Contêm um núcleo central, cuja atividade é mais intensa que no perímetro. Algumas apresentam braços largos de 60 cm e com comprimento de 6 a 8 metros (Figs. 13 e 14).

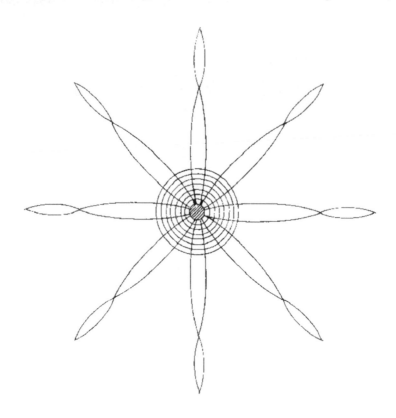

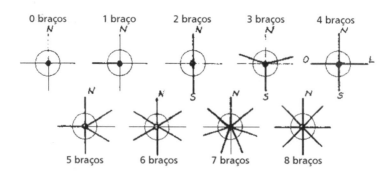

13. *Variantes dos braços de uma chaminé cosmotelúrica.*

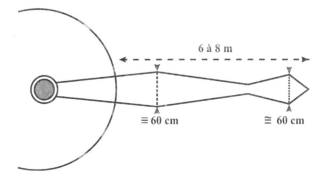

14. Perfil típico de um braço da chaminé.

Constata-se nas chaminés, movimentos de ida e volta (expiração e inspiração). No movimento descendente (inspiração) de 2 a 3 minutos, a chaminé se alarga um pouco. Depois, um curto período de repouso. A seguir, um movimento ascendente de 3 minutos (expiração); a chaminé se contrai. Na sequência, um curto período de repouso.

É possível a detecção das chaminés durante os dois períodos (expiração e inspiração). Isso pode ser efetuado com pêndulo, que apresentará giro oposto a cada período "respiratório".

- Chaminés de baixa vibração apresentam 4.500 unidades Bovis.
- Chaminés neutras, de 4.500 a 6.500 unidades Bovis.
- Chaminés com alta vibração, acima de 6.500 unidades Bovis, podendo chegar a 12.500 unidades.

Como um ser humano em boa saúde apresenta uma taxa vibratória em unidades Bovis entre 6.500 e 8.000, o vaivém energético das chaminés nos causa instabilidade energética, melhor ficar longe...

Construções Megalíticas

Vestígios de um passado distante.

Viajando de carro pela Europa, é com surpresa e admiração que vemos plantadas no meio de um campo, grandes pedras, em conjuntos ou solitárias, de formato ovoide bicudo. Compreendemos imediatamente que não se trata de produtos da natureza, mas, sim, da atividade humana.

Seu tamanho muitas vezes nos espanta, chegando seu peso a algumas dezenas de toneladas.

Os blocos solitários, os menires, são dotados de ciclo de "respiração". Inspiram, a energia flui do topo para a base por uns três minutos, repousam e finalmente expiram por mais aproximadamente três minutos. Sua posição no terreno parece organizar as linhas de força da Terra, a chamada energia telúrica (Figs. 15 e 16). O nome *Menir* deriva do Celta, pedras compridas. Alguns contam com algum tipo de inscrição, sobretudo na Escandinávia (Fig. 17).

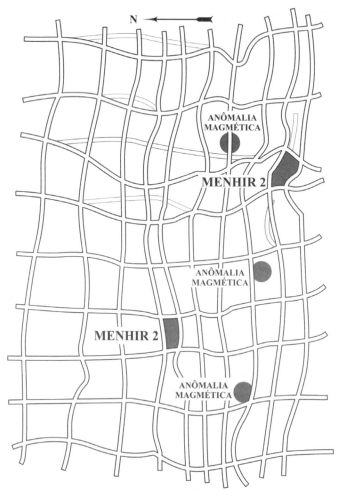

15. *As pedras de Acq ou pedras do diabo. Sua presença desequilibra o espectro geomagnético.*

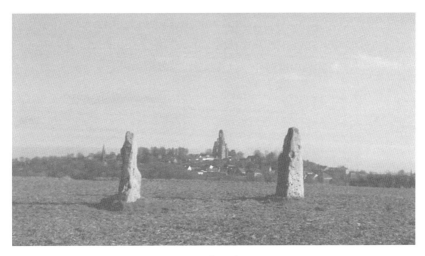

16. As pedras de Acq.

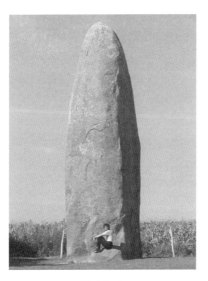

17. Menir.

O primeiro dos conjuntos de grandes pedras, os Dolmens são arranjos de alguns blocos verticais, a partir de dois, encimados por um grande bloco na horizontal. Imediatamente pensamos em abrigos ou túmulos. Em seu interior têm sido encontradas pontas de flechas, artefatos de cerâmica, restos de pedra talhada e ossadas humanas em sepultamentos grupais. *Dolmens*, o nome tem origem no Bretão *Dol*, mesa + *men*, pedra

(Fig. 18). São encontrados em duas variedades: os acima da superfície do terreno e os semienterrados, com um corredor desembocando num átrio, este, coberto com algumas lajes (Figs. 19 e 20).

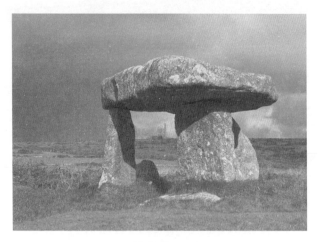

18. Dólmen.

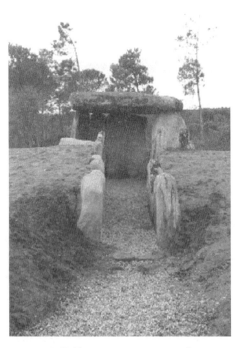

19. Dólmen ou anta enterrado.

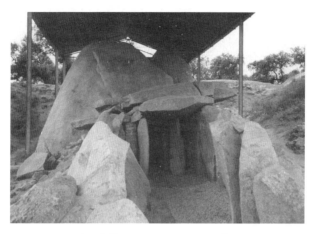

20. Dólmen ou anta enterrado.

Finalmente, o segundo conjunto de pedras em grandes arranjos, ora enfileirados (os alinhamentos de Karnac, alguns perfazendo quilômetros), ora em conjuntos circulares de variadas dimensões, sendo mais famoso o Cromelech de Stonehenge no País de Gales (Fig. 21).

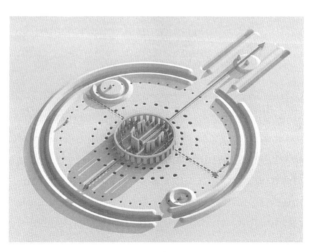

21. Modelo 3D de Stonehenge.

Particularmente, este último parece se tratar de um observatório solar, evidenciando os ciclos agrícolas e as estações. Acredita-se também que tenha sido um local para rituais pagãos.

O termo *Cromelech* procede do inglês *Cromlech*, que por sua vez deriva do galês antigo *crwm*, "torto" *(Crom* em feminino*), e lech*, "laje". Portanto, o significado literal seria "laje (colocada em) curva" (Fig. 22).

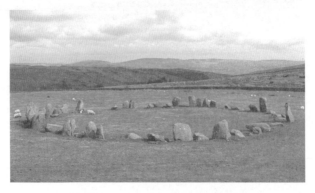

22. Pequeno cromlech na Bretanha.

Um fato curioso, é que a maior parte dos monumentos megalíticos se encontram em locais com alta concentração de Urânio.

Existem cerca de 50.000 megálitos catalogados de Portugal à Escandinávia; Irlanda e Inglaterra, e até ao norte da África, na Argélia.

É na Andaluzia e no sul de Portugal que, no entender dos arqueólogos, se situa o centro de onde irradiou a chamada cultura dolménica ou megalítica.

O pesquisador inglês Paul Devereux, em 1978, analisando Stonehenge por meio de aparelhos eletrônicos e também com o auxílio de radiestesistas, captou sinais que surgiam entre oito e vinte minutos antes do nascer do sol e desapareciam abruptamente em até duas horas após. Uma das energias tinha a frequência de ultrassom. Também uma das pedras tinha um alto campo magnético com rápidas flutuações, e possuía um forte poder cicatrizante e benéfico na cura de fraturas ósseas.

Campos de Torção

É inquestionável, vivemos numa sociedade de consumo. Consumimos tudo, produtos, hábitos, comportamentos, ideias. A busca por novidades é incessante, estas serão adotadas, digeridas e rapidamente abandonadas.

O universo alternativo/esotérico sofre também o mesmo comportamento. Uma única disciplina, o Reiki, viu surgir múltiplas derivações: Reiki Usui, Reiki Essencial, Reiki Estelar, Reiki Xamânico, Reiki Plus, Reiki Crístico, Reiki Osho, Reiki Karuna, etc. A clássica psicanálise tem hoje mais de quarenta variantes. Fomos, nos últimos trinta anos, invadidos pelos mais variados interesses e modismos:

- Cromoterapia;
- Cultura Ayurveda;
- Estudo da Profecia Celestina;
- Estudo do livro *Curso em Milagres*;
- Facebook e os milhões de posts piegas e pseudos espiritualistas;
- Feng Shui;
- Física Quântica (tem anúncio na TV de manta médica quântica!!);
- Geobiologia e Bioconstrução;
- Geometria Sagrada;
- Mesa Radiônica;
- Numerologia;
- Os 72 nomes de Deus;
- Anjos;
- Cristais;
- Gnomos (de plástico);
- Práticas variadas de Ecologia;
- Psicanálise e Regressão de Memória;
- Quiromancia;
- Radiestesia e Radiônica, nos mais variados sabores;
- Radiestesia Genética;
- Reiki;
- Rituais com velas;
- Tantrismo;
- Tarôs, sempre um novo;
- Tradições ciganas.

Esta é só uma amostra das disciplinas que tiveram em algum momento um ápice de interesse, viraram um modismo, na maioria das vezes abandonado após certo tempo e trocado pelo mais recente.

A Geobiologia também sofre com essas invasões alienígenas. Em geral, apresenta-se uma visão dos distúrbios telúricos que nos atingiriam, levando o Planeta a ser considerado um lugar perigoso.

A última descoberta é dos Campos de Torção, que o Wikipédia trata como pseudociência.

Os pseudos teóricos destas matérias se apoderam de qualquer teoria ou princípio que possa explicar a manifestação a distância de "energia", na realidade, no nosso caso, trata-se de informação ou pacotes informacionais, que possam, ainda que precariamente, explicar alguma sorte de influência a distância.

Na Mecânica Quântica, seus enunciados são, a priori, válidos para uma física de partículas de alta energia, o que por si só descarta qualquer relação com processos mentais e cerebrais restritos à atividade neuronal. A frequência da energia própria do Planeta é de 7,8 Hz, e as frequências dos processos cerebrais se encontram entre 1 e 42 Hz, assim distribuídas:

Ondas Delta (1 a 4 Hz)	Sono profundo, sem sonhos. Radar empático e intuitivo.
Ondas Theta (4 a 8 Hz)	Sonhos, hipnose, meditação profunda. Inspiração criativa, percepção pessoal e consciência espiritual.
Ondas Alfa (8 a 12 Hz)	Relaxamento (acordado). Ponte entre o consciente e o inconsciente e relaxamento com consciência.
Ondas Beta (12 a 38 Hz)	Pensamentos ocupados, concentração ativa. Atenção externa e capacidade de processo de pensamento consciente.
Ondas Gama (38 a 42 Hz)	Atividade mental superior, resolução de problemas. Autocontrole, memória, percepção da realidade, vinculação dos sentidos, compaixão, processamento sensorial e de informações, aprendizado e foco.

Vemos, portanto, que existe um abismo entre as frequências biológicas e as partículas de alta energia estudadas na física quântica.

Mas vamos aos Campos de Torção, entidades matemáticas que foram estudadas por (Elie Cartan, 1910), e mais tarde entidades astrofísicas (Einstein, 1913) e, ainda depois, da física quântica. Estes campos acompanham sempre as ondas eletromagnéticas e são conhecidos como Campos de Torção ou Campos Escalares.

Campos de Torção não Eletromagnéticos, estão relacionados com os spins ou rotações de partículas elementares sobre elas mesmas. Como a rotação de cada partícula sobre ela mesma no seio do núcleo atômico é permanente, eles não cessam nunca. Existem Campos de Torção direitos e esquerdos. Contrariamente aos campos eletromagnéticos, eles não são bloqueados por gaiolas Faraday nem pela distância (Figs. 23 e 24).

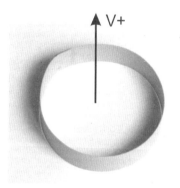
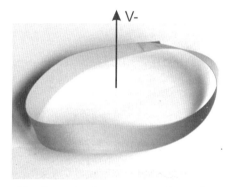

23. Um simples anel de cartolina emite uma vibração do espectro de Ondas de Forma.

23a. Uma simples rotação na faixa altera a emissão do espectro e o spin.

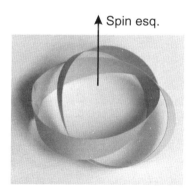

24. Spin esquerdo e V-.

Em 1939 a publicação do *Tratado Experimental de Física Radiestésica* deu uma forte guinada na radiestesia de então, caminhando para uma disciplina menos empírica e com um viés de uma sorte de nova física, a das energias de baixo potencial, investigando um mundo oculto, tênue, mas capaz de realizar certos eventos materiais. A adoção das teorias dos Campos de Torção também vai no mesmo caminho do livro de 1939, com uma diferença: é inócua, pelo menos no campo da Radiestesia e da Geobiologia.

Você que tem meu livro *Radiestesia Ciência e Magia*, também publicado pela Editora Alfabeto, tenha um pouco de trabalho e faça a experiência da página 82. O que isso nos diz? Que o mundo a nossa volta é permeado das mais variadas energias, porém, muitas criadas artificialmente ou naturais não apresentam aplicabilidade prática para nós.

Na Figura 25, apresentamos uma ambiguidade da natureza, conchas com spin dextrogiro e levogiro; a crer, para os expertos, a concha com rotação esquerda seria então problemática...

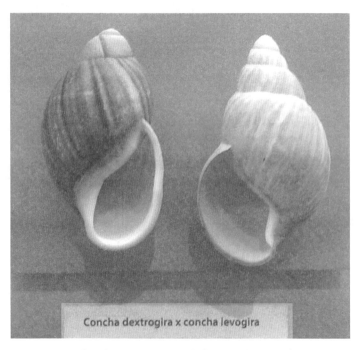

25. *Conchas com rotação à direita e à esquerda.*

Os coitados dos spins dos Campos de Torção são na atualidade, a pedra de toque de todas as argumentações geobiológicas. Para anulá-los, é utilizado um dispositivo russo de nome Spinor. Trata-se de uma caixinha redonda de 5 cm de diâmetro cheia de pó do minério da shungita, tido por todo o mundo como um mineral milagroso tais suas propriedades, uma variedade de carbono com um arranjo diferenciado. Apesar de não concordarmos com todas as orientações de uso, nós as achamos comedidas, à exceção do selinho para colar nos celulares. Acreditamos já havermos discorrido sobre este tópico, mas vamos lá ao assunto. Todos os aparelhos eletro/eletrônicos quando energizados emitem vibrações várias. No caso do celular, emissão de radiofrequência e alteração nos campos elétrico e magnético. Como a voltagem da alimentação é muito baixa (5 Volts), o dano para um humano é absolutamente nulo. Um celular é um aparelho de rádio sintonizado numa frequência fixa. Nos aparelhos atuais, ela é de 2,5 GHz/S, dois bilhões e meio de ciclos por segundo, por sinal, a mesma frequência dos fornos de micro-ondas, a diferença é que, neste último, o gerador é um transformador monstro de alguns quilos, e no celular, uma inocente antena de 5 cm. Quando energizados, produzem agitação celular nas moléculas de água. No micro-ondas, esquenta rapidamente a caneca de café com leite e, no celular, após meia hora de uso contínuo, esquenta a orelha e a água presente no cérebro. Convenhamos que há coisas melhores para fazer com ele. Se o selo Spinor colado na traseira funcionasse, eliminaria a onda dos 2,5 GHz e o celular deixaria de emitir e receber, ficaria surdo e mudo (às vezes seria bom).

A teoria dos Campos de Torção interpretada pela ótica do alternativo concebe dois tipos de rotação: a DEXTROGIRA e a LEVOGIRA. Sem explicar o porquê, é afirmado que os campos de rotação horária prevalecem sobre os contrários (levogiros), esta prevalência é estranha, por que o contrário não é válido? Maniqueísmo torcional?

Na tentativa de eliminar os Campos de Torção pretensamente prejudiciais, são vendidos atualmente na Europa, reequilibradores das marcas Spinor e Geodd (Fig. 26) entre outros. Um autofalante energizado emite as ondas sonoras da música e uma pequena alteração no campo magnético à sua volta. Campos eletromagnéticos criam Campos de Torção. Colocamos junto a caixinha Spinor e supostamente adeus ao campo levogiro. Bom, e daí? Continua o eletromagnetismo. Como sei? Porque em nenhum momento a música parou! O Spinor e reequilibradores semelhantes usando o minério shungita ou terras raras, promovem uma alteração tópica do campo num espaço bem restrito.

A proposta de um Spinor como vetor em um anel de Moebius contém um vício, não existe um ponto fixo de inversão, isso violaria o conceito do anel. Todos os pontos ao longo do anel são similares.

Propomos a tese de que os Campos de Torção são uma consequência, não um genitor. Atuar sobre a Torção provavelmente não inibe o evento. Uma lâmpada produz luz e calor, atuar sobre o calor não elimina a luz.

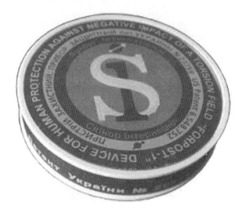

26. Reequilibrador Spinor.

CAPÍTULO 8

Por uma Radiestesia Racional

Abordamos aqui um tema um tanto espinhoso; motivo de muita discórdia e de alguns ilícitos. Falo dos métodos variados para intervenção num espaço na tentativa de produzir uma neutralização de energias deletérias ou de reequilíbrio. Vemos, amiúde, as mais variadas mandracarias, como, por exemplo, colar pequenos adesivos do SCAP nas paredes para reequilibrar os efeitos lesivos de uma corrente de água aflorando em virtude de um lençol freático muito perto da superfície. Normalmente, os desequilíbrios têm origens diversas, por vezes cumulativas, e são todos tratados com os mesmos procedimentos.

Algumas energias próprias da geologia não são tratáveis. Vejamos:

- Radioatividade/radiação, se fosse eliminável o radiologista não precisaria do avental de chumbo, bastaria colar alguns adesivos de SCAP nas paredes, e por que não, no próprio aparelho. Também colocaríamos no micro-ondas um frango junto a um SCAP e este não assaria.

- Uma pequena corrente de água numa direção Leste/Oeste, indiferente às manobras do geobiólogo, continuará correndo enquanto a fonte não se esvair, emitindo, na vertical, uma energia que é decorrente da fricção da água nas paredes de seu condutor. Formando, portanto, uma espécie de mureta energética, promotora de alterações ao longo de seu trajeto.

- Alterações no componente vertical do campo geomagnético na ordem de mais ou menos 2%, no ponto de transição provocam alterações no metabolismo de quem aí vive. O efeito lesivo se encontra nos pontos de transição. Como nos tópicos anteriores, também são incorrigíveis.

- Descontinuidades geológicas e falhas também não permitem alterações. No ponto de encontro de dois materiais encontramos um feixe de vibrações, algumas do espectro das chamadas Ondas de Forma. No caso das falhas, o fenômeno é de ressonância, o oco forma uma espécie de caixa ressonante. Alguns destes fenômenos produzem como efeito colateral certas alterações no chamado "campo de forma", as quais, se bem detectadas em princípio, são alteráveis.

- André Phillippe em carta pessoal para Neuci da Cunha Gonçalves, relatava que a colocação de um SCAP num encanamento de entrada de água eliminava todo o depósito de calcário, qualquer coisa de 2 metros para cá, 2 metros para lá. Também aumentava a octanagem da gasolina; colado na bateria, impedia que a mesma se descarregasse.

Somos favoráveis a uma Geobiologia pragmática, racional, uma GEO de resultados essencialmente não esotérica, que o praticante habitual que fez da disciplina uma forma de trabalho profissional utilize, tanto quanto possível, instrumentos da física, cujos resultados podem ser repetidos e são inquestionáveis. A radiestesia é mais abrangente, mas, como utiliza o psiquismo humano, é também mais sujeita a erros. Para sua prática, faz-se necessário um longo aprendizado. Infelizmente vemos o praticante da arte pegar num pêndulo pela primeira vez e sair dando pareceres baseado em seus resultados. Para ser bem-sucedido deveria pautar-se pela rotina de qualquer músico de boa qualidade, que ensaia pelo menos quatro horas por dia.

Entre as técnicas de correção em Geobiologia, uma bastante usada em locais com terreno livre é o Ponto Pontual de Intervenção ou Geo acupuntura. Trata-se de inserir em pontos escolhidos do terreno barras de aterramento, das usadas para conectar fio terra, ou bastões de madeira tipo cajado, na tentativa de realinhar a malha geomagnética, como o faz para nosso espanto o mais famoso geobiólogo europeu, o suíço Stéphane Cardinaux.

Nos dois casos, o material da intervenção tem pequena massa, as barras têm polaridade que o praticante não sabe eliminar. Normalmente, a correção é transitória, não definitiva. Por isso, são necessárias várias visitas ao local para ajustar o procedimento, o que normalmente não é feito.

A técnica correta seria a inserção de talvez uma meia dúzia de pedras arredondadas, tipo menir, com um tamanho mínimo de um saco de cimento. Tudo devidamente controlado pela radiestesia em múltiplos ensaios.

A maioria das técnicas de correção em Geobiologia são altamente empíricas, baseadas em suposições.

Vamos pesquisar o reequilíbrio ambiental e as intervenções, a fim de promover alterações por meio de dispositivos físicos de qualquer material, naturais ou artificiais, e também por processos psíquicos. Para fins de dissertação, vamos adotar um valor hipotético para estas questões: o C-SPIN.

É notório que, para tirar do estado de inércia algum objeto de 70 C-SPIN, se faz necessário uma força acima de 70 C-SPIN.

Temos uma sala com algum tipo de desequilíbrio e com C-SPIN de 68, que hipoteticamente, pela radiestesia, descobrimos que o objeto interceptor seria um sólido platônico. Vamos selecionar vários de dimensões diferentes:

Ø 2cm	1 C-SPIN
Ø 12cm	8 C-SPIN
Ø 30cm	25 C-SPIN
Ø 1,5metros	70 C-SPIN

O único sólido capaz de produzir alguma influência seria um com diâmetro de 1,5 metros. Vemos que há uma razão direta entre as potências em curso. Em várias ciências é conhecido o princípio da massa crítica, volume ou quantidade mínima, material para que certo fenômeno possa ocorrer. No nosso âmbito específico, um pequeno gráfico do tamanho de uma caixa de fósforos terá aquelas qualidades em estado potencial, mas, devida à pequena proporção, não emergem no estado dinâmico, não funcionando, portanto.

É errôneo pensar que um pequeno objeto de apenas alguns gramas, um grafismo ou um ato psíquico possam ter um C-SPIN tão alto que consigam influenciar um ambiente.

O C-SPIN não se tabela por uma lógica cartesiana, e seu valor, ou energia (potência), pode não ter uma relação com o esperado ou com uma determinada lógica.

Alterações ambientais realizadas com êxito não são perenes. Lidamos com dois tipos diferentes de energias, as decorrentes de alguma origem geológica, que são perenes ou de longa duração, e as que são produto da atividade humana, que são finitas. As arquitetônicas duram enquanto a forma desequilibrante não for alterada.

Um olhar sobre as Ondas de Forma

Precisamos ver as Ondas de Forma sob um prisma analítico. Os textos dos precursores induziram o leitor a crer em algo altamente energético e consequentemente perigoso. Hoje, temos ciência de que estas energias são em certos casos, apenas portadoras de informação, e que sua exposição é somente lesiva após longuíssimas exposições. Se você tem uma pirâmide de enfeite sobre a mesa, não precisa se preocupar que não vai ser frito vivo. Mas se essa pirâmide for colocada sob a cama para dar um bom sono e está lá há 10 anos, eu a tiraria correndo. Em meu livro *Radiestesia Ciência e Magia*, apresento uma listagem que chamo com humor de necrológico radiestésico. Lá, tem a idade de todos os famosos na radiestesia e afins, e as datas em que eles nos deixaram – todos morreram velhos.

Chamo a atenção para as figuras 23 e 24. Na primeira, temos uma emissão em V+ tido como benéfico e, após uma Torção de 180° da fita, temos o oposto, V-. A potência é um pouco menor que um gráfico radiestésico, não apresentando nenhum perigo. Ao pegarmos num pêndulo – qualquer um –, e o girarmos propositalmente sobre seja lá o que for, não teremos uma emissão à longa distância. Apenas iremos contaminar o objeto, talvez, no caso, um testemunho. Nossos antigos teóricos do tema, talvez inebriados com certos aspectos das Ondas de Forma, deixaram-se levar pelo entusiasmo, pela fantasia, nos brindando com um legado de ilações que fazem o gosto do humano pelo mistério, pelo ritualístico, pelo arquetípico, enfim, um prato cheio...

CAPÍTULO 9

Utilizando Gráficos em Análise Radiestésica

Vamos lidar aqui com dois padrões vibracionais distintos: o evento e sua representação.

Exemplos de evento:

1º Pendular remédios sobre os mesmos, pendular sobre o corpo de alguém, pendular a sala da casa, pesquisar uma área de um terreno. Em todos os exemplos estaremos aplicando a técnica radiestésica diretamente sobre o evento em análise, estando em contato direto com a origem da vibração.

2º Pendular de perto ou a distância sobre gráficos, desenhos ou plantas como representação dos eventos. É necessário que os grafismos utilizados representem o melhor possível o sujeito da análise. Da mesma forma que uma maquete representa o edifício a construir.

Na radiestesia, temos uma teoria estranha, insólita, porém amplamente comprovada: a do raio testemunho. A teoria nos diz que o raio testemunho une duas amostras da mesma origem ou ainda uma matéria qualquer e sua representação. Por exemplo: você e uma foto sua – isso seria um testemunho sintético, icônico.

» A considerar: quanto mais subjetivo for o testemunho maior o esforço psíquico do pesquisador radiestesista. Obrigatoriamente, deverão ser elevados os estados concentração, interrogação e visualização. O diálogo interno portando os conteúdos do inconsciente para o consciente terá que ser bem afinado, resultado de uma longa prática segundo regras bem definidas.

As representações simbólicas e sujeitos subjetivos mimetizando uma realidade, estabelecem um raio testemunho de má qualidade, ficando o exame submetido à vontade inconsciente do praticante. Nesse ponto, sobrevém o que denomino de conflito defensivo, onde as convicções subjacentes do radiestesista determinam a orientação pendular, resultando em falsos positivos e negativos.

Gráficos emissores e geradores de estados variados necessitam de uma orientação obrigatória para o norte magnético, desta forma, o gráfico se beneficia do influxo geomagnético, estabilizando a emissão, ficando menos sujeito às influências externas.

CAPÍTULO 10

Indicadores de
Anomalias Geofísicas

Tem algo de promissor no horizonte. Dois aparelhos similares que, segundo os releases dos fabricantes, conseguem detectar objetos variados a profundidades diferentes no subsolo. São eles, respectivamente, o IGA-1 russo e o VEGA-11 ucraniano (Fig. 27).

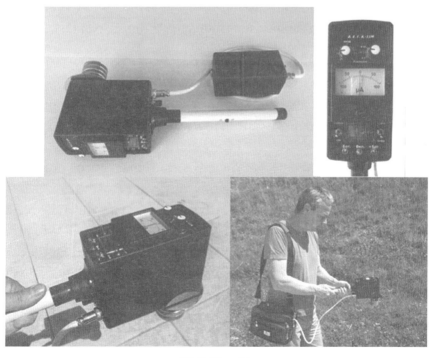

27. O Vega-11.

O VEGA-11 mede, com extrema sensibilidade, os campos de Torção nefastos para os seres humanos, sejam eles provenientes do campo eletro-magnético natural da Terra, sejam de outra fonte eletromagnética artificial ou biológica. É um instrumento ideal para verificar cientificamente todas as anomalias do subsolo e todas as perturbações na aura de um ser vivo. Sendo recomendado para todos aqueles que têm uma relação racional com a Geobiologia.

- Indicado na busca de cursos de água e cavidades até 50 m de profundidade;
- Corpos e objetos até 3 m de profundidade;
- Minas terrestres até 1 m de profundidade;
- Desequilíbrios por aparelhos eletromagnéticos;
- Fenômenos geobiológicos negativos;
- Desequilíbrios pontuais de origem diversa (entidades, fantasmas, memória das paredes);
- Ondas de Forma negativas de objetos ou elementos de construção;
- Perturbações do campo vital (humanos, animais, plantas).

Em modo analógico, ele mede as variações de intensidade e de Torção em muito baixas frequências, numa faixa de 500 Hz a 500.000 Hz. Um sistema de medição analógica permite detectar fracos desequilíbrios geopáticos (geostress). Consegue medir, portanto, até nos planos etérico, astral e mental.

Em modo digital detecta problemas eletromagnéticos produzidos pelo Campo de Torção esquerdo.

O IGA-1 diz trabalhar numa faixa de ondas superlongas de 5 Hz a 10 KHz.

O IGA-1 tem a seu favor o fato de ter sido desenvolvido Na Ufa State Aviation Technical University, provavelmente para fins militares. O que normalmente implica em sérios testes para aprovação. O design do modelo ucraniano parece mais acabado e enxuto, talvez seja já uma versão 2.0.

CAPÍTULO 11

Prédios Desastrados

Existem prédios em que o ego do arquiteto foi maior que o bom senso. Eles deixaram sua marca; ruim. Resultado? Inscreveram suas obras no rol dos edifícios doentes. Alguns deles ousam a forma de uma pirâmide invertida, o que por si só, do ponto de vista conceitual, é o oposto da razão. Trata-se de pôr um trecho do mundo de pernas para o ar. Os problemas reportados são sempre os mesmos, mal-estar, tonturas, problemas de respiração e de pressão arterial, não deixando dúvidas quanto à origem dos distúrbios. Não se trata de coincidências, mas, sim, de indícios claros (Figs. 28 a 32).

A prefeitura de Cergy-Pontain

Trata-se de uma pirâmide invertida que simboliza bem a postura do estado (Fig. 30). O interior climatizado cria claustrofobia, depressão, fatiga nervosa. Em menos de um ano as depressões se multiplicaram. O prefeito, instalado no topo do prédio, pediu afastamento por vertigem...

Segundo as análises de Jean de la Foye, as pirâmides de Quéops e Saqqara têm as mesmas emissões externas: Shin invertido no eixo vertical, Magia a toda a volta. Os arredores não são perigosos. Ao contrário, a pirâmide assentada na ponta emite acima da base: no Vazio da Fossa. É o que se passa em Cergy, agravada pela captação binária dos dois blocos no topo. O prefeito estava no centro de emissões de caráter infernal.

É detectável na prefeitura:

- Magia
- Na Fossa
- Satã
- Anti-Yavé
- Necromancia
- Anti-As Vidas

É um inferno materializado. Os arredores estão envenenados com: Magia e Satã numa grande área. Como forma mágica, mago não faria melhor.

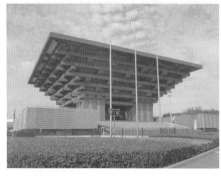
28. Shangai Pavilhão ChineExpo 2010.

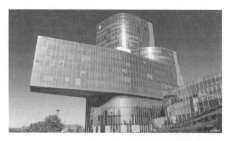
29. Companhia de gás de Barcelona.

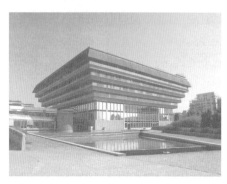
30. Prefeitura de Cergy.

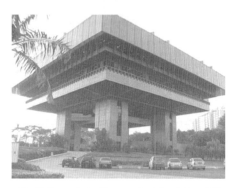
31. Tribunal de Contas do Município/SP.

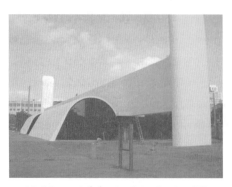
32. Memorial da América Latina/SP.

O projeto em arquitetura elaborado com a utilização do número Phi resulta numa edificação que talvez tenha um elevado padrão energético, contudo, sem uma relação com o local de implantação, é uma obra isolada e, de certa forma, antiecológica no sentido de um baixo diálogo com o entorno. As obras de Niemeyer são alienígenas. Elas não conversam com o entorno, se impõem exatamente pelo contraste. Algumas delas não deveriam ter saído da prancheta onde foram criadas. Elas primam pela estranheza (Memorial da América Latina e Museu de Arte Contemporânea – Rio).

Chamamos também a atenção para os caixotes de Le Corbusier, baseados numa utilização específica da Razão Áurea, o Modulor, resultando numa arquitetura com pouca graça, em edifícios formais e rígidos. O formal deveria ser usado para quebrar qualquer liberdade dos cânones, mas com um equilíbrio entre as duas alternativas.

CAPÍTULO 12

Eletromagnetismo

Todos nós nos equivocamos em algum momento com as denominações de elétrico, magnético e eletromagnético, aplicados às mais variadas origens. Misturamos magnético telúrico com biomagnético e com eletromagnético, os três têm origens dispares e escalas de potência também muito diferentes. A unidade de medida é o Tesla. Como a unidade é muito grande até para medir o magnetismo terrestre, usa-se o µT ou 1 Tesla a dividir por 1.000.000 de unidades. Interessante dizer neste momento que o campo magnético terrestre varia de 30 a 60 µT, mais elevado nos polos, mais baixo no equador.

É muito útil analisar a tabela e avaliar comparativamente os valores, sobretudo para alguns aparelhos que gozam de uma má fama injustificada de serem lesivos à saúde.

Material	Campo Magnético em microtesla (µT)
Ímã de geladeira	5.000
Secador de cabelo	06 até 2.000
Barbeador	07 até 1.500
Planeta Terra	30 até 60
Micro-ondas	20
Lavadora	3
Lâmpada fluorescente	0,8
Torradeira	0,7
Forno	0,5
TV	0,4
Refrigerador	0,1

Campos magnéticos biológicos têm origem em correntes elétricas que percorrem algumas células (como no sistema nervoso e no coração), medir esses campos, revela-se muito difícil, por sua baixa intensidade e pela presença de outros campos magnéticos, da Terra e da rede elétrica, muito mais intensos – o chamado ruído ambiental.

Essa medição só foi possível a partir de 1960, com o avanço da física e a criação dos SQUID (*superconducting quantum interference devices*) (Fig. 33) ou dispositivos supercondutores de interferência quântica. Seu princípio de funcionamento baseia-se num fenômeno quântico: o efeito Josephson.

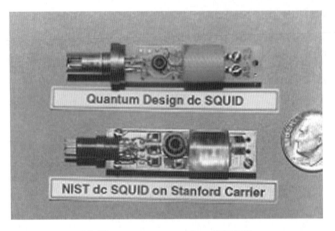

33. *Detectores magnéticos SQUID.*

O ruído magnético ambiental é, em alguns casos, dezenas de milhões de vezes mais intenso que os campos que se pretende detectar. Para analisarmos a relação entre os variados valores publicamos a seguinte tabela:

Órgão	Campo Magnético
1 microtesla (para referência)	10-6 T
Partículas Magnética no Pulmão	10-9 T
Músculo Esquelético	10-11 T
Músculos Tubo Gastrointestinal	10-11 T
Músculo Cardíaco Fetal	10-12 T
Cérebro	10-12 T
Coração	10-9 T

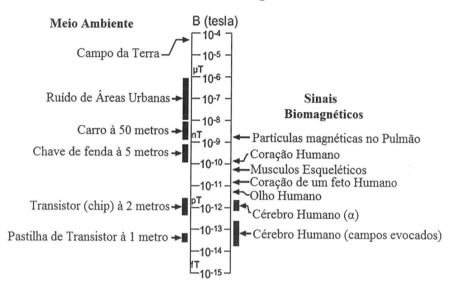

Não vamos entrar muito aprofundadamente no caso dos chamados campos magnéticos variados na área do espiritual (esotérico). O campo magnético mais forte que nosso corpo consegue gerar é milhões de vezes mais fraco do que o campo magnético terrestre. Um chamado passe magnético implicaria em conseguirmos direcionar o fluxo magnético apenas com nosso pensamento, algo fisicamente impossível. Provavelmente estão em ação outros campos e outros valores.

CAPÍTULO 13

A Tríade Vitruviana

Marcus Vitruvius Pollio (Vitrúvio) foi um arquiteto romano por volta do ano 50 a.C. Sua fama perene se deve a seu trabalho literário *De Architectura Libri Decem* (*Os Dez Livros da Arquitetura*). Em cada livro (assim foram denominados os capítulos da obra), o autor analisa um tema específico.

Na obra de Vitrúvio, definem-se em três os elementos fundamentais da arquitetura: a *FIRMITAS* (a solidez, o caráter construtivo da arquitetura), a *UTILITAS* (a utilidade, originalmente a comodidade, a função do uso cômodo) e a *VENUSTAS* (a beleza, a boa estética). Dois mil anos mais tarde, esses conceitos continuam válidos.

A Tétrade – O novo quarto elemento

NAVITAS ou BUONO NAVITAS (energia ou boa energia): o novo quarto princípio.

Com o advento da Geobiologia e da consciência ecológica, esse novo elemento deve se juntar aos três tradicionais de forma imperativa, a *NAVITAS* (energia) ou *BUONO NAVITAS* (boa energia).

Hoje não basta construir bem e bonito, é necessário não agredir a natureza e ter como resultado da construção um local de aconchego, de boa energia e revitalizador. É isso que vamos construir ao longo das próximas páginas.

É bom dizer aqui que fomos precedidos por povos mais antigos, talvez, mais sábios. Os chineses construíam, seguindo regras de uma tradicional disciplina, o Feng Shui, hoje difundido no mundo inteiro. Os hindus preparam o espaço e edificam segundo regras bem definidas pelo Vastu Shastra, menos conhecido no ocidente.

É espantoso perceber que num mundo de hábitos místicos/mágicos, esotéricos/religiosos, as pessoas deem tão pouca importância à qualidade da habitação – que prefiram um carro modelo do ano e outros itens da panóplia consumista, a uma casa de melhor qualidade vibracional. A aceitação passiva dos novos paradigmas da economia de construção das grandes incorporadoras, com suas tocas para coelhos, resultando num morador enjaulado, neurótico e doente.

Durante uma visita a São Luiz do Paraitinga, contemplamos um conjunto de minúsculas casas em taipa de pilão, brancas, com portas e janelas pequenas pintadas de azul-colonial, numa rua com calçamento de pedras. Casas com porta ao lado de porta. Essas foram as primeiras construções do local, os alojamentos originais dos operários que iniciaram a construção da cidade. O curioso, é que percebemos que em nada diferem das casas de muitos outros lugares no Brasil, de construção bem mais recente. Assim são as casas da Mooca, do Brás e do Tatuapé na cidade de São Paulo, e também no resto do país. Ao longo destes duzentos anos, continuamos a construir seguindo os mesmos padrões do Brasil Colônia. Nossas ruas são estreitas; as calçadas, pouco largas; as casas pequenas. Sem jardins, sem áreas de lazer, sem estacionamento, sem arquitetura, com baixa qualidade de vida. Em termos de construção, nossas casas são o oposto das casas americanas, canadenses, etc., que desfrutam de um espaço mais amplo e com área de circulação mais adequada às necessidades humanas.

CAPÍTULO 14

O Estilo Gótico

Damos grande importância ao Estilo Gótico, não por seus aspectos estéticos, mas pelos funcionais: a abóboda ogival, os contrafortes, os arcobotantes e os botaréus que permitiram elevar o teto da igreja às alturas. É a nave simbolizando o caminho ao encontro de Deus. O fiel sai das trevas e caminha pela nave ao encontro de Deus; a mesma nave, ainda com os transeptos materializando a Cruz de Cristo. Temos ainda na planta no solo a utilização das três mesas ou tábuas, áreas geométricas determinadas: a circular, a quadrada e a retangular, organizando coerentemente o espaço, o que é chamado de traçado regulador da planta baixa, princípio que também é aplicado à fachada, desta vez numa complexa repetição de figuras geométricas variadas. Ressaltamos ainda a utilização de um padrão particular a cada templo, que nos é dado pelo uso do côvado e, ainda, pela orientação solar do edifício (ou outra), o eventual labirinto e a complexa decoração impondo um sentido místico religioso ao todo, e também a caixa acústica e a administração dos eventuais cursos de água, provendo a catedral de um estado permanente de vibração que, combinado com os demais constituintes elevam o estado vibracional que estimulará um estado espiritual no fiel, levando-o ao encontro com o divino (Figs. 34 e 35).

Apesar da remota data em que foram erigidas, os princípios usados nos projetos continuam válidos até hoje e, se aplicados em construções atuais sacras ou seculares, resultarão em edifícios de elevado conteúdo vibracional. Constatamos que suas técnicas continuam válidas apesar da estética ser contemporânea.

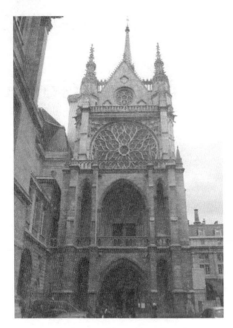 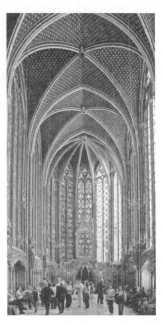

34. Sainte Chapelle – Paris.   *35. Interior da Sainte Chapelle.*

Duas das mais importantes catedrais góticas, Chartres e Paris contam com elementos que nos remetem ao estudo da alquimia. A primeira em seus vitrais e a outra com figuras esculpidas no portal direito. A alquimia, velha quimera que tem como objetivo completar a obra de Deus, aperfeiçoando a natureza (Figs. 36 e 37). Esta ciência, de tão hermética e oculta que só é praticada por raríssimos conhecedores, estabelece a necessidade de uma estreita ligação entre o bispo promotor da obra, o arquiteto construtor e algum "colegiado alquímico"; é surpreendente a colaboração de conhecimentos laicos e sacros postos em uníssono para glorificar a Deus.

Acreditamos serem as catedrais góticas do primeiro período do *francigenum opus* (trabalho francês) o mais alto estágio da arquitetura para fins sacros. Vindo o gótico mais tarde a desembocar num estilo "over" e por demais complexo, que foi o gótico flamejante.

Se colocarmos lado a lado fotos de templos da época nos dois estilos, o tradicional românico e o então novo, o gótico, ficamos nos interrogando de onde teriam surgido os métodos para a nova arquitetura. O estilo românico é pesado, de grossas paredes, baixo, com portas e janelas estreitas, é um edifício atarracado, poderíamos dizer, telúrico. Já o gótico se projeta às alturas, suas torres, agulhas, e pináculos tocam o céu. A imaginação e ousadia dos arquitetos faz dele um templo solar – ele aponta para cima, para a idealização da morada de Deus.

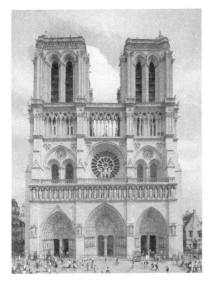
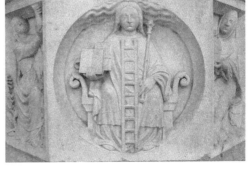

36. Notre-Dame de Paris.   37. A alquimia, Notre-Dame de Paris.[1]

A importância do Estilo Gótico em seus variados aspectos: o nome é dado pela primeira vez pelo crítico Giorgio Vasari, em 1550, em seu trabalho *Le vite de più eccellenti pittori, scultori e architettori*, tendo um sentido pejorativo insinuando que era um estilo bárbaro, dos godos, por conseguinte feio, de mau gosto. Até Vasari o estilo era conhecido como *Francigenum Opus* (o trabalho francês).

Na idade média, os habitantes de feudos ou de cidades não podiam abandonar o local onde habitavam, para fazê-lo, precisavam um salvo--conduto, uma espécie de passaporte, só concedido mediante declaração

---

1. A alquimia, com a cabeça tocando as águas superiores, indicando um dos componentes da Grande Obra. A Scala Philosophorum nos diz sobre o árduo caminho para o conhecimento. Os livros (aberto e fechado), falam claramente do mineral folhoso ou dragão escamoso, mais um dos componentes, mais exatamente a prima matéria. A serenidade do rosto também expressa sabedoria e cautela necessárias.

de finalidade. Os únicos dispensados dessa "autorização" eram os nobres, o clero e os Francs-Maçons. Estes se deslocavam entre cidades exercendo seu mister; eram os pedreiros livres. O nome também designava aqueles que trabalhavam a pedra *franc*, um tipo de calcário duro: o *blanc franc*.

Elementos constituintes do Templo Gótico

- Orientação do templo – eventual quadrilátero solsticial.
- Aplicação do côvado local.
- Aplicação de um traçado regulador na planta baixa e outro na fachada.
- Aplicação de proporções produto de $\sqrt{2}$, $\sqrt{3}$, $\sqrt{5}$ e ainda Φ pelo uso do pentágono convexo e estrelado.
- O Ad Triangulum.
- O Ad Quadratum.
- As arcadas.
- Os trifórios.
- Os clerestórios.
- As três mesas.
- A nave central.
- As naves colaterais.
- O Nartex.
- Os transeptos.
- Os botaréus.
- Os contrafortes.
- Os arcobotantes.
- O deambulatório.
- O relicário.
- O coro.
- A abóbada em ogiva.
- A abside.
- Os vitrais.

O Estilo Gótico | 75

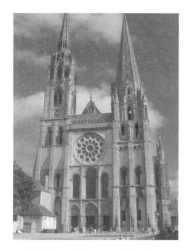
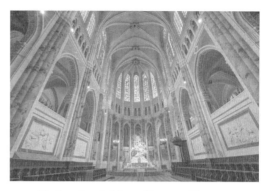

38. Notre-Dame – Chartres.   39. Interior de Notre-Dame – Chartres.

Em Chartres (Figs. 38 e 39), no vitral chamado de Santo Apolinário, na faixa lateral a meia altura, o vidro foi substituído por uma chapa de metal com um pequeno furo que enquadra um vidro de alta transparência. No Solstício de Verão, a luz do sol atravessando o orifício cria um alo luminoso sobre uma das pedras do piso. Colocada em diagonal, num ponto específico desta, está incrustado um prego de bronze. No dia 24 de junho (São João Batista) a luz incidindo sobre o prego assinala com precisão o meio-dia solar, permitindo o acerto dos relógios na era medieval, (Figs. 40 e 41).

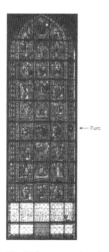
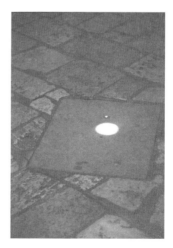

40. O furo no vitral.   41. A pedra em diagonal com o prego de bronze.

As correntes de água subterrâneas, naturais ou artificiais, impondo uma vibração constante à catedral, tendo os efeitos danosos conhecidos da água em movimento eliminados pela estrutura do edifício, é mais um indício das propriedades ocultas do projeto da catedral, (nas residências comuns a passagem de água no subsolo gera distúrbios de saúde nos habitantes, bem o oposto do que acontece nestes templos). Em Chartres existem 14 pequenas correntes de água no formato de leque convergindo para o altar, e uma corrente maior sob a nave a 37 metros de profundidade.

A altura da catedral, e de todas as dimensões aplicadas nos vários "andares", são obtidas por meio de uma técnica particular. Mais à frente o tema será abordado detalhadamente.

Gárgulas e quimeras, as primeiras sempre de boca aberta, escoam as águas pluviais para longe do edifício a um metro na rua, as segundas, guardiões que vigiam os arredores do templo, afastam os maus espíritos. A notar entre estas últimas, a figura do alquimista, de longa barba e ornado pelo barrete frígio do adepto, na catedral de Paris.

- O labirinto (Fig. 42).
- A alquimia, em Chartres e em Paris.
- As capelas radiantes, as orientadas e as laterais.
- Os pináculos, adicionando peso e reforçando os arcobotantes.
- A divisão das três áreas verticais: arcada, trifório e clerestório.
- Subjacentemente, a Tríade Vitruviana.

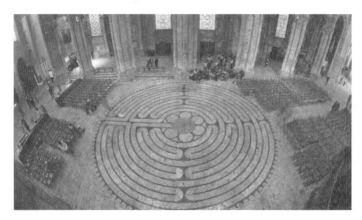

42. O labirinto de Notre-Dame – Chartres.

A hipótese de que os arquitetos medievais não trabalhavam com plantas elaboradas, e que iam resolvendo os problemas à medida que estes surgiam, é impensável dada a complexidade do edifício e a necessidade de um planejamento para os trabalhos de traceria iniciados meses antes de sua utilização. Tudo medido com precisão, entalhado, numerado e ordenado no chão do canteiro esperando sua vez. Os projetos e anotações não chegaram até os dias de hoje, porque o papel na época era ainda raro e o pergaminho muito caro. Uma vez o projeto concluído, os pergaminhos eram lavados, raspados e reaproveitados (palimpsestos). Apenas conhecemos o caderno de anotações (incompleto) de Villard de Honnecourt, mestre construtor, usado em alguma data entre 1225 e 1250.

O trabalho de lavra da pedra, matéria prima principal da catedral, contava com três artífices altamente especializados em atividades específicas.

» TRACERIA OU ARRENDADO – trabalho decorativo em pedra com formas florais e geométricas usadas para decorar a catedral.

» CANTARIA – corte das pedras usadas na construção como elementos funcionais da edificação, tais como colunas, arcos, paredes, etc.

» ESCULTURA – as catedrais góticas são totalmente cobertas com elementos escultóricos, representando plantas, animais ou humanos. É de se notar uma estética particular nas representações humanas alongadas.

Um grande número de esculturas, dos mais variados tamanhos e motivos, decora o interior e exterior das catedrais. No caso particular das figuras humanas, estas apresentam um aspecto longilíneo estilizado, bastante distanciado do estilo realista grego e romano.

É absolutamente fantástico o resultado do esforço desses artífices. Tudo, absolutamente tudo, era feito à mão com instrumentos muito rudimentares, contudo, alguns muito engenhosos.

A groma é um instrumento antigo (Fig. 43) da agrimensura que permitia estabelecer uma linha e um ângulo de 90°. O mesmo resultado podia ser alcançado com uma corda de doze nós formando um triângulo com lados de valor 3, 4 e 5.

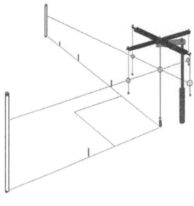

43. Groma.

As linhas podiam ser marcadas no chão liso com um fio esticado embebido em pó de giz.

A horizontalidade era alcançada com o chorobate, (Fig. 44) uma comprida mesa com uma canaleta com água. Nas duas extremidades da mesa, a água deveria ficar à mesma distância. Para assegurar uma boa verticalidade era usado o fio de prumo, e ainda o é até hoje. Para içar as pedras de 200 quilos a 35 metros de altura utilizavam a roda, dois homens a faziam girar caminhando dentro dela.

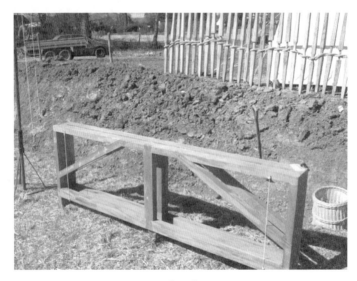

44. Chorobate.

CAPÍTULO 15

A Orientação das Igrejas

A tradição nos diz que os templos seriam orientados para o Leste, a grosso modo, para Jerusalém, com maior precisão para o nascer do sol num dos solstícios, ou ainda para o nascer do sol no dia do santo padroeiro. Outras vezes, talvez, até para o nascer do sol no aniversário do bispo responsável.

Alguns autores que abordam a questão falam indistintamente dos templos românicos e dos góticos, que não é absolutamente a mesma coisa.

Na França, o Sol nasce entre 55° e 125° da bússola. Também é difícil saber a que grau os autores se referem, graus em relação ao Norte verdadeiro, ao norte magnético ou em relação ao ponto cardeal Leste, e este ainda para mais ou para menos. Que bagunça!

As igrejas medievais são uma representação do Universo e tudo (formas, dimensões, decorações) têm sentido simbólico religioso.

Ao longo do tempo, as catedrais foram ficando maiores em volume e mais altas; a catedral de Paris caberia dentro da de Amiens, considerando o volume.

Abusando da altura, os construtores da catedral de Beauvais sofreram o colapso dos transeptos. Reconstruída, chegaram a 48 metros de altura.

A título de curiosidade, a orientação para Jerusalém de um templo em Madrid estaria a 106°, em Paris a 122° e em Berlim a 137° da bússola.

Sem nenhuma ironia, registramos a direção de templos importantes, neogóticos, construídos alinhados pela rua, não respeitando a orientação canônica. A catedral da Sé em São Paulo (1913) está num ângulo de 205°, apontando para o primeiro grande evento que é o Estreito de Magalhães. A catedral de St. Patrick em Nova Iorque (1858) aponta para 120°, o primeiro grande evento nesta direção é o Triângulo das Bermudas. As duas foram edificadas alinhadas com a rua já existente. Constatamos então que os modernos construtores não têm mais o conhecimento dos "pedreiros livres" de antanho, limitando-se a um projeto estético segundo a adaptação do Estilo Gótico.

GRAU DE ORIENTAÇÃO DE LOCAIS EM RELAÇÃO A JERUSALÉM		
Catedral	Data de início da construção	Grau de orientação da nave
Saint Denis	1135	107°
Sens	1140	87°
Laon	1160	94°
Paris	1163	114°
Tours	1170	75°
Lyon	1180	113°
Chartres	1193	40°
Bourges	1195	107°
Reims	1211	60°
Amiens	1220	115°

Data da primeira Cruzada 1096 – 1099

- A partir de 1130, temos o Estilo do Gótico primitivo ou Protogótico.
- A partir de 1200, temos o Alto Gótico.
- A partir de 1350, temos o Gótico Pleno ou Gótico Internacional.
- De 1450 a 1550, o Gótico Tardio ou Baixo Gótico.

As variantes decorativas

- De 1135 a 1200 – Gótico primitivo.
- De 1200 a 1300 – Gótico lanceolado.
- De 1300 a 1400 – Gótico radiante.
- De 1400 a 1500 – Gótico flamejante.

O período que nos interessa é o primeiro, desprovido dos exageros decorativos, em edifícios mais escorreitos, porém, com todos os atributos construtivos em pleno uso. Não nos apraz a sobrecarga do Gótico flamejante, exibicionista, confuso, quase herético. Um desperdício.

A rápida transição entre os estilos Românico e Gótico, surgindo "do nada", na basílica de Saint Denis em 1135, nos leva a suspeitar da influência de um "pacote" conceitual pronto de uma fonte externa, que supomos deve ter sido trazido pelos cavaleiros cruzados em seu retorno do oriente, ao final da Primeira Cruzada (1099) (Figs. 45 e 46).

A título de comparação, referenciamos que na mesma data de início da construção de Saint Denis, começou também o canteiro da Catedral de Monreale na Itália, igreja românica com algumas influências da mesma origem do Gótico sem, contudo, ter se beneficiado da elegância deste, resultando numa espécie de fortaleza transgênera, o que exalta ainda mais a obra do abade Suger e auxiliares (Saint Denis).

O Estilo Gótico não morreu; revisto, simplificado e classificado como Neogótico continuou vivo até a primeira década de 1900, nas mais variadas construções sacras e seculares.

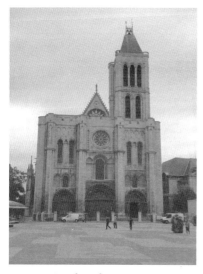
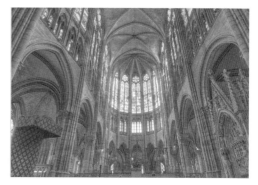

45. Basílica de Saint Denis.   46. Interior da Basílica de Saint Denis.

CAPÍTULO 16

Edificação Saudável

O fator mais importante na vida e na função de um edifício, é a geração e preservação da saúde do ser humano que usufrui do espaço construído. Consideramos uma edificação saudável, aquela que promove e mantém a saúde de seus usuários.

Desde 1982, a OMS (Organização Mundial de Saúde) classifica como Síndrome do Edifício Enfermo, a patologia na qual um edifício é fator comprovado de risco para a saúde de seus usuários. Recentemente, a nova e arrojada edificação da sede da Companhia de gás de Barcelona, foi classificada como EDIFÍCIO ENFERMO, uma vez que a permanência dos funcionários em suas dependências estava causando moléstias comuns. Mais de 120 funcionários foram internados com os mesmos sintomas.

Dentre os focos de contaminação que podem determinar a insalubridade de um ambiente, temos:

- Poluição do ar.
- Poluição eletromagnética.
- Ruim ou inexistente iluminação e ventilação naturais.
- Má localização do edifício.
- Existência de falhas geológicas, veios subterrâneos de água e redes geomagnéticas na vertical dos cômodos de permanência prolongada.
- Poluição sonora.
- Alterações do campo magnético terrestre.
- Matérias de construção e acabamentos insalubres.
- Terrenos com altos índices de radioatividade.

Qualidade do ar no interior do edifício

Poluição Eletromagnética: um dos fatores que determinam a qualidade e a salubridade do ar de interiores, gerada pelos eletroeletrônicos, eletrodomésticos, instalações elétricas, internet sem fio (Wi-Fi) e telefones celulares.

A contaminação eletromagnética gera ionização do ar que é percebida pelo corpo humano como estímulos elétricos e uma diferença de potencial na superfície da pele. Uma contaminação eletromagnética muito intensa no ambiente traduz em alta voltagem corporal e mau funcionamento do organismo de seus moradores. O ideal para a saúde humana é uma voltagem corporal de até 0.1 volts que pode ser aferida por um profissional com um multímetro de precisão.

Uma medida prática para minimizar a poluição eletromagnética é evitar o posicionamento da fiação elétrica e equipamentos eletroeletrônicos (repelente eletrônico, telefone sem fio, telefone celular, rádio relógio ou aquecedor elétrico) próximos às camas, de maneira a evitar o estímulo elétrico no organismo nas horas de repouso.

O ideal nesses casos é instalar um Temporizador (Timer), para programar o funcionamento dos equipamentos, tomadas e dos circuitos elétricos dos cômodos de permanência prolongada. Assim, teríamos a poluição eletromagnética reduzida somente para as horas de uso dos eletroeletrônicos e não durante o sono.

Deve-se também manter certa distância do roteador, sistema de internet sem fio, Wireless (Wi-Fi). Este sistema gera uma poluição eletromagnética intensa, de altíssima frequência em todos os ambientes dentro do raio de atuação. Normalmente, o roteador entregue pela operadora é de baixa potência, diferente dos roteadores comprados avulsos (que pode chegar a 50 m de raio), já a fiação da internet a cabo gera uma poluição eletromagnética bem menos intensa, de baixa frequência e somente em torno do cabo (raio de aproximadamente 30 cm).

Poluição química e biológica

Para termos um ambiente saudável, devemos nos atentar, dentre outros fatores, para a Qualidade do Ar Interno – QAI (ou ar de interiores) –, que em determinadas situações pode chegar a ser mais poluído e prejudicial do que o ar externo.

Assim como a poluição eletromagnética, temos também agentes químicos e biológicos de contaminação do ar de interiores.

Como exemplo dos agentes biológicos de contaminação, podemos citar os vírus, bactérias, fungos, o pólen, os animais, suas secreções e seus excrementos. A concentração dos agentes biológicos pode ser reduzida drasticamente com uma boa higienização e controle da umidade e temperatura dos ambientes. A luz solar, por exemplo, é um excelente fungicida e bactericida natural, assim uma boa posição dos cômodos de permanência prolongada, como dormitórios e escritórios, pode ser decisiva para a salubridade desses ambientes.

Dentre os agentes químicos, podemos citar os materiais particulados, como poeiras e fibras sintéticas, e os poluentes originários da combustão de cigarros, fogões e automotores.

Além desses contaminantes, temos também os Compostos Voláteis Orgânicos (COVs). Esses compostos são encontrados principalmente em emissões veiculares, em solventes, vernizes, tintas, colas, adesivos, inseticidas, produtos de limpeza, maquinas de fotocópias, componentes de mobiliários e de materiais de construção.

Os agentes químicos podem ser evitados com uma boa escolha de materiais de construção, revestimentos, tintas e vernizes naturais, além da escolha correta de mobiliários e de materiais de revestimento com baixa emissividade tóxica. O uso de produtos neutros e naturais de limpeza como o sabão de coco, limão, vinagre e o bicarbonato de sódio também minimizam consideravelmente a concentração de agentes químicos no ar de interiores.

Como regra geral, para prevenção da contaminação do ar de interiores, devemos citar regras básicas que podem ser aplicadas em qualquer ambiente. Antes de tudo, sempre que possível, é necessário a climatização natural de todos os ambientes de uma edificação. Para isso, a orientação das aberturas (janelas, vãos e portas) em relação ao vento dominante, é essencial.

Outro fator primordial é a quantidade de ventilação dos cômodos e a taxa de renovação do ar, que deve ser otimizada naturalmente. Quando isso não for possível, deve-se permitir um excelente funcionamento do sistema de climatização artificial, como os ares condicionados, dutos de ventilação e de exaustão.

Em pesquisa recente, demonstrou-se que a poluição do ar de interiores pode chegar a ser duas vezes maior que o nível de poluição do ar externo nas grandes metrópoles, assim como a poluição do ar interno diminui em até duas vezes em ambientes com boa ventilação natural.

CAPÍTULO 17

Princípios para uma Arquitetura Biótica

É interessante neste ponto fazer referência a uma instituição alemã fundada no início dos anos 1970, por um grupo composto por Hubert Palm, médico, Karl-Ernest Lotz, engenheiro, Anton Schneider e Alfred Hornig, especialista na relação entre a biologia e a eletricidade – o Instituto Internacional para Baubiologia e Ecologia. O prefixo *bau* em alemão significa arquitetura – a baubiologia é a arquitetura biológica, a qual enuncia 25 princípios:

1. A Geobiologia é um meio de conhecer o local de construção.
2. As habitações devem ser distantes das zonas industriais e das estradas importantes.
3. Os alojamentos devem ser distintos uns dos outros e situados no meio de espaços verdes.
4. A habitação é um espaço personalizado respondendo às particularidades de seus habitantes.
5. Os materiais de construção do edifício devem ser de origem natural.
6. Os materiais utilizados permitirão a "respiração" da casa.
7. Os materiais utilizados permitirão um equilíbrio da umidade.
8. Os materiais utilizados permitirão uma filtragem e neutralização dos poluentes.
9. Um equilíbrio deverá ser obtido entre a produção de calor e o isolamento térmico.

10. Um equilíbrio deverá ser encontrado entre a temperatura das diferentes superfícies nos cômodos e a do ar.

11. O aquecimento deverá ser irradiante e sua origem a energia solar.

12. A concepção do edifício prevenirá contra a umidade e promoverá sua secagem.

13. O edifício não produzirá odores particulares e as fumaças serão expelidas.

14. A luz, a iluminação e as cores serão principalmente de origem natural.

15. A concepção do edifício evitará a propagação de ruídos e infrassons através dos materiais.

16. Os materiais terão baixos índices de emissão radioativa.

17. O campo elétrico natural não será modificado, a ionização será preservada.

18. O campo magnético natural não será modificado.

19. Os campos eletromagnéticos induzidos pelo edifício serão minimizados.

20. As alterações das radiações cósmicas e terrestres serão evitadas.

21. Os espaços e objetos serão concebidos ergonometricamente.

22. A concepção do edifício se baseará em proporções harmoniosas.

23. A construção e os materiais utilizados não implicarão no uso de uma tecnologia de grande consumo energético.

24. A construção e os materiais utilizados não alterarão as fontes não renováveis.

25. O processo de produção, de construção e de utilização do edifício não produzirá efeitos secundários prejudiciais para a vida da comunidade e dos indivíduos.

A realidade da prática da Geobiologia pressupões sua aplicação com sucesso nas novas construções. O homem, em sua intransigência de querer dominar a natureza, não aceita que por vezes não exista solução para reequilibrar algum espaço já conhecido.

CAPÍTULO 18

Existem hoje no Brasil e no Mundo vários tipos de Geobiologia

A Geobiologia é uma das aplicações mais amplas entre as disciplinas ligadas à radiestesia, abrangendo múltiplas áreas do conhecimento. Uma de suas vertentes está se aproximando de uma prática assemelhada ao druidismo, um culto pagão, fugindo completamente das origens e finalidades da Geobiologia de Ernst Hartmann e Jean Picard. Falaremos aqui de duas Geobiologias: a pragmática e a especulativa.

A – Geobiologia Pragmática

A1 Geobiologia acadêmica

A2 Geobiologia solar

B – Geobiologia Especulativa

B1 Geobiologia esotérica

B2 Arquitetura megalítica

A1. A GEOBIOLOGIA ACADÊMICA está relacionada com a higiene ambiental e com o que hoje se denomina Síndrome do Edifício Doente. Sua atenção é voltada para a qualidade do ar, a correta administração das emissões eletromagnéticas, a qualidade da iluminação, a escolha adequada dos materiais de construção e para o impacto ambiental resultante da mesma. É reconhecida pelo INMETRO e seu conjunto de protocolos é seguido por arquitetos e engenheiros.

| 89 |

É uma Geobiologia de resultados, não contemplando aspectos esotéricos e outros próprios da Geobiologia especulativa, devendo funcionar como uma extensão da arquitetura. A este respeito informamos que o grande livro da arquitetura: *Arte de projetar em arquitetura* de Neufert (Fig. 47), em sua última edição, nos brinda com um artigo nominado Biologia da Construção, em que aborda aspectos típicos da Geobiologia, como correntes de água, falhas e malhas geomagnéticas. É um auspicioso início para a consolidação da Geobiologia.

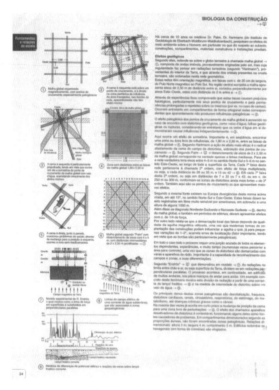

47. Livro de Neufert.

A Geobiologia pragmática (funcional) se respalda em protocolos bem definidos, catalogados conforme a intervenção planejada e que se encontram listados ao longo do texto deste livro. Ela é totalmente aplicável em novos projetos, reformas e eventuais análise e correções. Nunca será demais ressaltar que o grau de aplicabilidade para fenômenos telúricos está muito relacionado com o tipo e intensidade do evento.

Essa arquitetura tem uma abordagem relacionada com a bioarquitetura e a bioconstrução, com o foco em construções de baixo impacto e uso de matérias primas naturais não industrializadas.

A2. A GEOBIOLOGIA SOLAR contempla alguns desses aspectos relacionados, mas é regida pela aplicação da chamada Tríade Vitruviana (FIRMITAS, UTILITAS, VENUSTAS) hoje acrescida do novo princípio (NAVITAS OU BUONO NAVITAS)[2], e ainda pelas três fórmulas aplicadas pelos Francs-Maçons (os arquitetos medievais) nas construções clássicas que resultaram nos chamados Templos Solares. Ela propõe a construção do edifício solar, aquele que se beneficia dos ritmos vibratórios cósmicos e telúricos e que promove uma adequada interação entre o edifício, aquele que o habita e a natureza em seu entorno.

B1. A GEOBIOLOGIA ESOTÉRICA considera alguns aspectos ecológicos e de impacto ambiental, mas contém uma forte visão sobre o mundo oculto, esotérico, aqueles das forças elementares da natureza. É o mundo das fadas, dos devas, dos espíritos.

Ainda neste grupo, encontramos os defensores da chamada Geometria Sagrada, a Arquitetura Sagrada, cujo diapasão é o Número Áureo que serve de medida reguladora para o edifício. Consideramos esta opção uma interpretação errada das técnicas construtivas dos Francs-Maçons, os construtores das catedrais góticas na Europa. O resultado é um edifício esteticamente equilibrado, de uma harmonia sutil, mas que vibra em "Magia". Como sempre aconteceu em algum tempo, surgirá outro modismo (febre), e tudo isso será abandonado em prol do novo. Bom para o equilíbrio ambiental.

B2. ARQUITETURA MEGALÍTICA. Abriu-se um campo novo de pesquisa que contém os ingredientes que agradam o imaginário comum, o místico, o histórico, do saber perdido, dos ensinamentos ocultos, dos locais de poder. A Geobiologia sai do âmbito das residências, do folclore, das energias deletérias sob a cama, para o espaço da aventura, o encontro com os gênios geomânticos, o deleite do olhar sobre os menires, os dolmens, os

---

2 Conceito acrescido por A. Rodrigues.

cromelechs, para o desvendar dos segredos que estas pedras enigmáticas ocultam há milhares de anos. Poder confabular com as veias do dragão, as *wouivres* que serpenteiam as campinas, as linhas Leys (Fig. 48), as chaminés. Tellus, a mãe, revelada pelo cavaleiro munido de vareta radiestésica e biômetro. Enfim, mais uma quimera, um sonho, com espaço para múltiplas variantes. Avançamos para uma prática esotecnicista. Talvez no futuro possamos coligir estas informações e realizar uma Geobiologia mais rica nos ambientes, favorecendo o milagre que é a vida, com saúde.

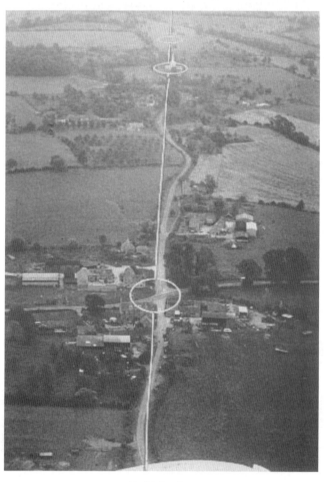

48. Linha Ley.

Como já dissemos, o caminhar da Geobiologia deixou para trás suas origens, com Hartmann e Picard se confundindo com uma sorte de arqueologia megalítica, e por que não, com certo druidismo. A febre hoje é a pesquisa, a procura em campo de todo o conjunto de energias relacionadas com o telúrico. Uma procura de locais de poder, sagrados, todos sagrados, até os druídicos pagãos o são. Nomeou-se uma arquitetura sagrada, e uma geometria sagrada também.

Não existe arquitetura sagrada, trata-se de uma denominação eldocorante, assim como a geometria que é laica.

Recordo com certa nostalgia minhas aulas de projeção e perspectiva com a construção de sólidos no espaço, usando perspectivas isométricas, axonométricas e ortogonais, que nos espantariam se qualificadas fossem de sagradas.

Deixa-me de boca aberta a atribuição de sagrado a inocentes vesicas piscis ou ao par de pentágonos, o convexo e o estrelado, com a revelação natural da existência do Phi em tal forma.

Mais uma vez vemos a prática equivocada de atribuir a sacro, o transcendental a coisas variadas que não o são, movidos por equívocos do conhecimento. Esclarecemos nossa concepção do tema: a arquitetura em si é laica, secular, podendo, no entanto, ser aplicada em finalidades sacras.

O mesmo raciocínio se aplica à geometria; uma prisão que em seu projeto foi usado o número Phi, não se torna sacra por isso.

Sacralizar aquilo que não o é, desembarca numa forma indireta de ateísmo. Ao se maravilharem com o desconhecido dos fenômenos dos menires e outros, aproximam-se de uma sorte de iconolatria. A estilosa catedral de Brasília, não tendo em seus fundamentos arquitetônicos nenhum cânone sacro e projetada por um comunista ateu é, contudo, um edifício sacro.

CAPÍTULO 19

A Proposta de Trabalho em Geobiologia

Numa tentativa de síntese, podemos dividir o trabalho de Geobiologia em duas distintas práticas: a aplicação em imóveis a construir, ou em espaços já edificados. Na primeira hipótese, é possível configurar o projeto em todas suas etapas de construção. Já na segunda, as coisas podem não ocorrer de acordo com nosso desejo.

Dois planos são a considerar, abaixo do solo e acima deste. No primeiro caso, é muito difícil poder fazer uma intervenção bem-sucedida, e aí há de se aceitar a eventual impossibilidade de correção em emissões telúricas variadas. Por exemplo, uma pequena corrente de água a uns 20 metros de profundidade, a inserção de geoacupuntura ou de algumas pedras feitas menires alteram a malha geomagnética e as emissões sutis do espectro das chamadas Ondas de Forma, contudo, as emissões físicas detectáveis com instrumentos eletrônicos, permanecem.

Falamos aqui de alterações do campo elétrico e magnético, e das fracas emissões de raios gama, produto da fricção da água nas paredes da rocha. O radiestesista/geobiólogo se deixa enganar, pois, por hábito, mede cores e ondas e UB, e muitas vezes com um enfoque maniqueísta, procurando boa ou má energia.

Devido a sua elevada complexidade, o trabalho para melhor compreensão do profissional é dividido em dois segmentos diferentes: locais já construídos e locais a construir. Vejamos as etapas:

| 95 |

1. Locais já construídos

- O consultor contata o contratante para tomada de contato com o trabalho a realizar, a quem será endereçado o orçamento com detalhamento de sua execução.
- Aprovação do orçamento. Coleta de dados e entrevista com o proprietário e com o arquiteto/engenheiro.
- Reunião do consultor com o responsável pela obra, quando será entregue um parecer sobre as alterações a promover no imóvel.
- Execução das alterações de responsabilidade do geobiologista.
- Entrega do relatório final ao proprietário ou ao arquiteto/engenheiro.

No caso de uma construção nova, há muitas possibilidades de intervenção à escolha. As exceções são as chamadas formas de poluição ambiental: fumaças, poluição sonora, linhas de força, emissões variadas de rádio, etc.

2. Locais a construir

- O consultor contata o contratante para tomada de contato com o trabalho a realizar, a quem será endereçado o orçamento com detalhamento de sua execução.
- Aprovação do orçamento. Coleta de dados e entrevista com o proprietário e com o arquiteto/engenheiro.
- Elaboração junto ao responsável pela edificação para composição das preliminares energéticas do projeto.
- Acompanhamento da execução da obra e avaliação energética da mesma.
- Após o final da obra, entrega ao proprietário de laudo definitivo dos fatores geobiológicos resultantes da intervenção do consultor.

CAPÍTULO 20

Métodos de Análise

Podemos considerar dois métodos de análise a serem empregues pelo praticante de Geobiologia e compreender que, nenhum instrumento eletrônico indica um ponto geopatogênico ou um local antibiótico. Cada instrumento indicará valores que poderão ser incompatíveis para o ser humano.

O primeiro método de análise é por meio de aparelhos eletrônicos, resultando em provas incontestes dos perfis energéticos encontrados. São eles:

- GEOMAGNETÔMETRO: existem modelos para o uso específico em Geobiologia. Permite aferir o componente vertical do campo geomagnético. A considerar, que variações de até 2% podem ser danosas para os seres vivos, especialmente nas zonas de transição. Preço aproximado R$ 2.000,00 + frete e impostos.

- MEDIDOR DE ELETRICIDADE ESTÁTICA: as variações deste campo são mais frequentes em locais de elevada presença de máquinas elétricas e áreas de intensa fricção. Preço aproximado R$ 2.100,00 + frete e impostos.

- CINTILÔMETRO: usados para aferir a presença de radiação gama, seja qual for sua intensidade, (decomposição de rochas e fluxos de água subterrânea). O preço varia de R$ 3.000,00 a R$ 23.000,00, dependendo do modelo e procedência.

- MEDIDOR DE CAMPO ELETROMAGNÉTICO: a poluição eletromagnética produzida pela multiplicidade de aparelhos eletrônico ao nosso redor gera uma poluição considerável. O preço varia de R$ 2.000,00 a R$ 4.600,00 + frete e impostos, Aparelhos da Gigahertz Solutions.

- CONTADOR GEIGER-MÜLLER: tradicional aparelho para medir fontes de radioatividade, preço variando de R$ 1.200,00 a R$ 3.000,00.
- OS MODERNOS PROSPECTORES IGA-1 e VEGA-11: preço aproximado R$ 4.000,00 USD + frete e impostos (Figs. 49, 50 e 51).
- DETECTOR DE GÁS RADÔNIO: aproximadamente R$ 850,00 + frete e impostos.

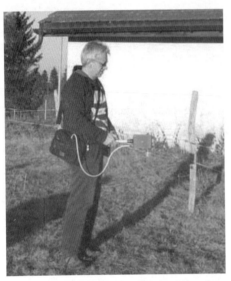

49. Pesquisa com IGA – 1.

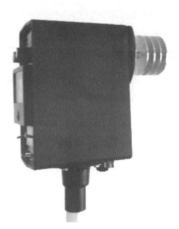

50. VEGA – 11.

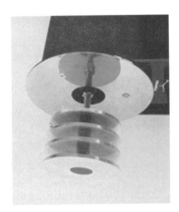

51. Antena do VEGA-11.

O geobiologista que se definir pela opção dos medidores eletrônicos, deve estar ciente de que irá necessitar de pelo menos três instrumentos, (ex. MAGNETÔMETRO, CINTILÔMETRO e MEDIDOR DE CAMPO ELETROMAGNÉTICO). Esta solução implica no deslocamento até ao local para realizar as medições. Dependendo da extensão da área, pode ser que seja necessária mais do que uma visita. Todos os valores encontrados na pesquisa devem ser reportados sobre cópias da planta ou desenho leigo do local. A coincidência de variações num mesmo lugar indicam a possibilidade de um desequilíbrio geobiológico. A aquisição destes instrumentos só é razoável para quem tenha um forte afluxo de consultas, para um emprego esporádico não justifica a compra.

O segundo método de análise utiliza a radiestesia e seus instrumentos para avaliar os locais. Os valores de compra no caso são bem inferiores. Como nem tudo são flores, temos aqui uma pequena dificuldade. O pesquisador precisa ter experiência em radiestesia.

A radiestesia é um método maroto. Os afoitos nunca saberão que erraram e os indecisos desconfiam com assiduidade dos resultados encontrados.

Atenção com a origem dos instrumentos, a grande maioria são de má qualidade e não respeitam os modelos originais. Felizmente em nosso município está localizado o melhor produtor, o Instituto Mahat, em São Paulo.

Instrumentos utilizados na pesquisa radiestésica:

- Pêndulo Cone Virtual.
- Pêndulo Espectro Global.
- Pêndulo comum, pequeno, metálico, com ponta.
- Pêndulo hebraico Brotará Água.
- Conjunto de pêndulos para Radiestesia Cabalística, Shin, Iavé, Magia, Necromancia e Forças do Mal.
- Dualrod grande.
- Antena Lecher (Para quem for hábil com ela).
- Lobo Antena Hartmann, modelo grande.
- Biômetro, de preferência o modelo logarítmico.
- Conjunto de gráficos para análise (se possível plastificados e encadernados, para facilitar a operação).

100 | Geobiologia e Radiestesia

- Trena de 20 metros.
- Bússola.[3]
- Ponteiro.
- Bandeirolas coloridas ou semelhante para marcar terreno.
- Canivete.
- Arco de serra pequeno.
- Caderno para anotações.

Temos dois tipos de locais diferentes nos quais podem ocorrer desequilíbrios: os urbanos e os "rurais"[4]. Suponhamos um problema telúrico em uma pequena casa espremida entre outras duas em qualquer rua de sua cidade. Teoricamente, há pouco o que fazer; o mesmo problema em uma casa "rural", oferece imensamente mais possibilidades de trabalho.

Na cidade, desequilíbrios provenientes de encanamentos, instalações elétricas e por vezes alguns de arquitetura, são passíveis de correção. Água subterrânea, falhas, descontinuidades de material, radiação, também são de difícil solução em residências urbanas. As construções em área "rural" nos facilitam bastante a tarefa de correção. Devemos considerar que todas as eventuais "correções" passam obrigatoriamente por alterações físicas, quando possível na arquitetura.

- Avaliação da poluição eletromagnética por faixas, de 16 Hz a 3 GHz.
- Avaliação das anomalias do campo magnético natural, horizontal e vertical.
- Avaliação da radioatividade natural.

---

3   Optar pelos instrumentos físicos da maior dimensão possível. As bússolas a ar são mais rápidas e mais dinâmicas que aquelas a óleo, porém, apresentam um ponto de parada mais instável, não apresentando diferenças de orientação entre elas. As bússolas digitais em smartfones em geral apresentam baixa precisão. O componente eletrônico é de má qualidade, sobretudo nos aparelhos Android. Fizemos algumas comparações, eis o resultado: Androids – Norte a 55°, ou seja, um desvio de +55°. Iphones – Norte a 347°, ou seja, um desvio de -13°.

4   O "rural" subentende qualquer área com espaço livre à volta da casa com área de jardinagem e uma distância de alguns metros da próxima construção, permitindo circulação à sua volta e também a possibilidade de algum tipo de intervenção.

- Avaliação das correntes elétricas naturais e artificiais no solo.
- Avaliação dos campos elétricos e magnéticos na presença de rede de alta tensão.
- Detecção das malhas Hartmann e Curry, se necessário.
- Detecção de fenômenos telúricos, água, falhas, etc.
- Detecção biométrica da energia local.

Mais aspectos a serem avaliados quando a análise for em construção

- Controle de aterramento dos equipamentos.
- Resistência da tomada terra.
- Disposição do mobiliário e elementos decorativos.
- Pesquisa de fenômenos paranormais (entidades, memória das paredes, etc.).
- Verificação de umidade.
- Detecção de Ondas de Forma devidas à construção.
- Pesquisa de ressonância entre aparelhos.
- Avaliação dos materiais usados na construção.
- Avaliação da presença de radônio.
- Análise do impacto da qualidade arquitetônica sobre os habitantes.

Como diminuir realmente um campo elétrico e magnético

- Evitar os aparelhos e as grandes extensões.
- Instalar um interruptor automático (biorruptor) que corta a corrente quando não há solicitação de potência.
- Desligar o disjuntor dos quartos durante a noite.
- Aterrar os aparelhos (pouco efeito sobre os campos magnéticos).
- Criar uma gaiola de Faraday entre o aparelho e você (sem efeitos sobre os campos magnéticos).

- Instalar cabos blindados (pouco efeito sobre os campos magnéticos).
- Evitar todo aparelho elétrico 60 Hz nos quartos.
- Para certas harmonizações, eventualmente (caso a caso), pode usar dispositivos radiestésicos.

As ondas eletromagnéticas estão presentes em todos os lugares, tendo todas as origens e um amplo espectro de frequências. O único método eficiente de proteção seria montar uma gaiola Faraday em todos os cômodos, nas paredes, teto e também no chão, no caso de apartamento. Para esconder a gaiola neurotizante, forrar em cima com os materiais adequados. Existe na França um papel de parede capaz de bloquear GSM e Wi-Fi, e também alguns tecidos para cortinas com propriedades semelhantes (Fig. 52).

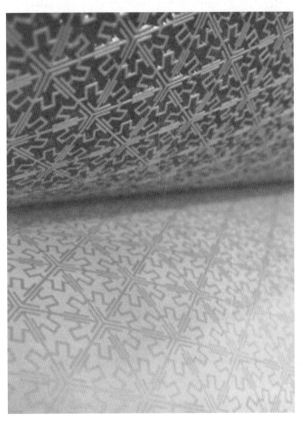

52. Papel de parede.

CAPÍTULO 21

Protocolos para Correção e Neutralização

Por princípio, não recomendamos nenhum tipo de reequilíbrio ambiental que faça qualquer uso de técnicas psíquicas, espirituais, místicas ou mágicas. Pela simples razão de que os resultados porventura válidos para determinada técnica dependem 100% da qualidade do operador, o que é incontrolável.

Também a esmagadora maioria dos dispositivos existentes no mercado para fins de reequilíbrio ambiental sofrem dos seguintes problemas:

- Não funcionam;
- São inócuos;
- Não têm massa suficiente para produzir um efeito efetivo, (tipo adesivos radiestésicos colados a esmo nas paredes);
- Os que funcionam requerem manutenção, acompanhamento das alterações geofísicas (Reequilibrador Luxor regulável de Bélizal).
- Ainda os que funcionam acabam sendo deslocados de lugar ou pela faxineira, ou mesmo pelos membros da família, para facilitar o trânsito em casa.

Esta é uma questão a ser estudada com extremo cuidado por quem faz a análise do local; claro que o baixo custo dos instrumentos de reequilíbrio os torna uma opção interessante. Demandam, no entanto, duas visitas trimestrais para controle, o que terá um valor a ser pago por conta do deslocamento e trabalho.

Mais técnicas não recomendáveis

- Aspersão de óleos essenciais;
- Crucifixo ou santos sobre ou sob a cama ou ao lado dela;
- Espiral de cobre à volta da cama;
- Gráficos radiestésicos sob a cama ou sob o colchão;
- Mantas metálicas em qualquer local;
- Discos de chumbo sob a cama;
- Cristais;
- Pirâmides;
- Copos com água e sal/carvão nos quatro cantos;
- Tubetes com espirais de cobre;
- Dispositivos pseudoatlantes;
- Alguns emissores de forma.

Normalmente, em um ambiente com algum tipo de problema vibracional, qualquer que seja a origem, a inserção de um dispositivo "reequilibrador" produz uma diferença no padrão energético (diferença, não melhora); a pessoa mais sensível que habita o local percebe o fato e o interpreta como uma correção efetiva. Bastará o corpo se habituar para todos os sintomas retornarem.

CAPÍTULO 22

Protocolos para Construção em Geobiologia com Ecologia e Eletricidade Biótica

AVALIAÇÃO DOS RECURSOS PRÓPRIOS DO LOCAL:

- Geologia;
- Matérias-primas;
- Insolação;
- Ventos dominantes;
- Vegetação.

AVALIAÇÃO DAS NECESSIDADES A COBRIR:

- Espaciais;
- Integração;
- Elétricas;
- Térmicas;
- Hidráulicas.

CONSTRUÇÕES TRADICIONAIS E MODERNAS:

- Materiais de construção (bioconstrução);
- Instalações hidráulicas;
- Instalações térmicas;
- Instalações elétricas;
- Ventilação e exaustão de resultantes de combustão;
- Bioclimática;
- Biocompatibilidade de sistemas;

- Impermeabilizantes;
- Pinturas;
- Tintas vernizes e pigmentos;
- Tratamento da água para consumo;
- Armazenamento da água;
- Tratamento do esgoto, separação de resíduos sólidos.

A arquitetura ecobiológica defende a utilização de materiais sadios e ecológicos.

Os critérios seguintes não levam em consideração o lado financeiro:

- Disponibilidade no comércio;
- Durabilidade;
- Estética, etc.

Todos esses fatores variam bastante com a localização da obra e o quanto o proprietário está disposto a abrir mão de certos aspectos da construção tradicional.

Materiais recomendados

- Naturais, renováveis ou biodegradáveis;
- Ecológicos, por serem reciclados ou recicláveis;
- Econômicos, por serem de produção local, gerando poucas sobras;
- Permeáveis ao vapor de água e às energias naturais;
- Sadios, por não atentarem contra a saúde e o bem-estar;
- Vidro;
- Gesso;
- Tijolos de barro cozidos;
- Madeira;
- Cimento;
- Bambu;
- Manilhas de cerâmica;
- Papel.

Materiais não recomendados

- Os dificilmente recicláveis, não renováveis, não biodegradáveis;
- Que produzem grande volume de sobras;
- Que afetam a paisagem;
- Que utilizam algum tipo de energia não ecológica, acima da média;
- Que emitem campos eletrostáticos significativos;
- Que modificam o espectro da luz;
- Que impedem a difusão do vapor de água;
- Que perturbam o campo magnético natural;
- Que perturbam as energias cosmotelúricas;
- Que são radioativos ou ionizantes;
- Que produzem sobras tóxicas;
- Que emitem partículas (fibras) alérgenas ou cancerígenas;
- Que desprendem substâncias tóxicas, alérgenas, neurotóxicas ou cancerígenas;
- Acrílico;
- Silicone;
- Poliuretano;
- Resinas sintéticas;
- Alumínio;
- Limitada quantidade de cimento armado;
- Colas de contato;
- MDF.

A listagem anterior tem como função fornecer indicações de qualificação de materiais; claro que hoje é bastante difícil construir dentro dos centros urbanos abrindo mão completamente de alguns materiais, mas, sempre que possível, faça escolhas respeitando princípios ecológicos e geobiológicos. No projeto, dar preferência a tijolo e madeira, prever aterramento de todas as estruturas metálicas, tentar alinhar banheiros e cozinha no mesmo lado da casa para que os encanamentos evitem cruzá-la, racionalizar as instalações elétricas.

CAPÍTULO 23

Normas para uma Geobiologia Real

Guia de referência

ÓTIMO = valor a ser observado em locais de longa permanência.

ACEITÁVEL = fraco desequilíbrio, não ultrapassar em áreas de longa permanência.

LIMITE = valor-limite a partir do qual a saúde pode ser afetada.

ALERTA = valor a partir do qual os problemas de saúde são muitas vezes constatados.

Campo elétrico – 16,6 Hz a 50/60 Hz

- Ótimo = < 100 mV/m (milivolts/metro)
- Aceitável = < 1 V/m (Volts/metro)
- Limite = < 5 V/m
- Alerta = 50 V/m

O campo elétrico é uma zona de influência à volta de um aparelho ou cabo conectado na alimentação. Diminui com paredes espessas ou concreto armado.

| 109 |

Campo magnético – 16,6 Hz a 50/60 Hz

- Ótimo = 0 nT (nanotesla) = 0 mG (miligauss)
- Aceitável = < 20 nT = 0,2 mG
- Limite = < 200 nT = 2 mG
- Alerta = 500 nT = 5 mG

O campo magnético é uma zona de influência à volta de um aparelho ou cabo conectado na alimentação. Ele atravessa todos os materiais de construção sem diminuição de intensidade.

Campo eletromagnético não pulsado – 10 KHz a 3 GHz

- Ótimo = < 0,02 V/m (volts/metro)
- Aceitável = < 0,14 V/m
- Limite = < 0,6 V/m

O campo magnético não pulsado é o das antenas de rádio, TV, alarmes, etc.

Campo eletromagnético pulsado – 300 MHz a 3 GHz

- Ótimo = < 0,006 V/m
- Aceitável = < 0,04 V/m
- Limite = < 0,2 V/m

O campo eletromagnético pulsado é o das antenas de micro-ondas e de celulares. Paredes grossas diminuem sua intensidade. Fraca intensidade em até 50 m de distância de uma antena fixada a 20 m de altura, mas, entre 10 e 250 m de distância, a intensidade sobe além do "limite", para em seguida decrescer para além dos 250/350 m. As antenas e os fornos de micro-ondas medem-se oficialmente em W/kg (Watts/quilo).

Campo eletrostático a 2 cm

- Ótimo = < 10 V
- Aceitável = < 100 V
- Limite = < 500 V
- Alerta = 2.000 V

O campo eletrostático é emitido principalmente por matérias sintéticas, aparelhos elétricos e por fricção contínua (teares, mesmo com fios naturais).

Radioatividade

- Ótimo = < 200 Bq (becquerel)
- Aceitável = < 400 Bq
- Limite = 600 Bq
- Alerta = 800 Bq

A radioatividade natural provém do centro da Terra e de certos materiais de construção.

Resistência da tomada terra

- Ótimo = < 0,5 Ohms
- Aceitável = < 2 Ohms
- Limite = < 5 Ohms
- Alerta = 30 Ohms

Variação local do campo magnético natural vertical

- Ótimo = < 100 nT/m (nanotesla por metro andado)
- Aceitável = < 200
- Limite = < 1.000 nT
- Alerta = 4.000 nT

O campo magnético natural em seu componente vertical é alterado pela geologia e pelas massas metálicas da construção, medido em dois pontos a 1 metro. O instrumento é o geomagnetômetro.

Variação local do campo magnético natural horizontal

- Ótimo = < 2º (graus)
- Aceitável = < 10º
- Limite = < 10º
- Alerta = 90º

O campo magnético natural em seu componente horizontal é alterado pela geologia e pelas massas metálicas da construção. O instrumento é a bússola.

A Baubiologia propõe oito etapas no processo de concepção do edifício:

- ESTUDO DO LOCAL: análise do solo, das condições geológicas, das condições elétricas, magnéticas, radioativas naturais e artificiais presentes.
- ESCOLHA DA PROPOSTA ARQUITETÔNICA: em função da insolação, dos ventos dominantes, do microclima e da adaptação aos princípios da baubiologia.
- DEFINIÇÃO DOS PRINCÍPIOS ENERGÉTICOS: estudo de insolação e do rendimento desejado, escolha da gestão energética: passiva ou ativa, isolamento térmico, escolha de materiais e isolantes.
- DEFINIÇÃO DAS TÉCNICAS DE AQUECIMENTO: ventilação e filtragem do ar.
- CONCEPÇÃO DA REDE ELÉTRICA: avaliação das inter-reações com os campos elétrico e magnético terrestres, soluções de controle da rede e seus efeitos.
- ESCOLHA DOS MATERIAIS APROPRIADOS PARA A ESTRUTURA E OS ACABAMENTOS: adaptação ao local, às disponibilidades locais e regionais.
- SOM, ILUMINAÇÃO E CORES: definição das soluções acústicas, qualidades visuais segundo os efeitos desejados, pesquisa dos efeitos sobre a saúde.
- MOBILIÁRIO E ACABAMENTOS: escolha de formas ergonômicas e de materiais neutros, sem emissão de gases ou efeitos de eletricidade estática.

CAPÍTULO 24

Método para Construção em Geobiologia Solar

Quadrilátero Solsticial, Côvado local, Traçado Regulador

Este ensaio de construção em Geobiologia Solar é constituído por duas abordagens: a primeira técnica, pragmática, com soluções para o objetivo final. A segunda relacionada ao conhecimento teórico e histórico, para que o leitor forme um sólido conceito de como as técnicas foram gradativamente evoluindo.

Os conjuntos das técnicas agora apresentadas foram apropriadas dos trabalhos de arquitetura dos Francs-Maçons da Idade Média, reconhecidos pela alta complexidade dos edifícios e por seu valor estético e alta energia. Em nosso caso, como se trata da construção de edifícios de uso comum, alguns aspectos são abordados diferentemente.

Exatamente como na alquimia, o trabalho é constituído de três obras, ou três etapas distintas, precedidas das preliminares. Trata-se de outra alquimia, a das formas, dos espaços, das energias cósmicas e telúricas, postas em ação para proporcionarem bem-estar e prazer aos que aí vão habitar.

Preliminares

Detectar as qualidades do terreno para, na sequência, escolher o local de implantação da construção.

Por uma questão de praticidade, o trabalho pode se iniciar a distância, utilizando-se uma cópia da planta do local ou ainda um desenho leigo à

| 113 |

condição que neste sejam mantidas as proporções e que o norte magnético tenha sido corretamente anotado no grau correspondente.

A partir de uma paralela com o lado maior do terreno, quadricule a planta com 1 a 2 cm de lado (Fig. 53).

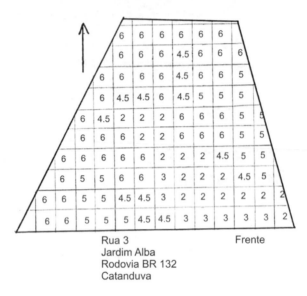

53. *Quadrícula da planta.*

Oriente o desenho para o Norte e meça com o biômetro cada um dos quadrados. Elaboramos recentemente um biômetro com escala logarítmica que julgamos mais adequado à realidade energética com que lidamos em radiestesia. O tema foi explicado em nossa obra anterior, *A Radiestesia em Análise*, Editora Alfabeto.

Caso sejam assinaladas áreas com valores baixos indicando possíveis perturbações, talvez seja de bom alvitre, nesses locais, pendular os cruzamentos da quadrícula para alcançar maior precisão e definir respectivas áreas de isofrequência.

Caso tenha que fazer o levantamento direto no terreno, divida o espaço em quatro ou mais áreas, assinalando-as com fitas coloridas esticadas no chão. Comece por investigar cada uma delas com biômetro. No caso de ter medidas significativamente baixas, levante a malha de Hartmann e anote valores para elaborar um mapa.

Levantando a malha geomagnética (preferencialmente a de Hartmann)

- Com um dualrod de bom tamanho, caminhe na direção Norte/Sul na forma de zigue-zague;
- Assinale todas as manifestações do dispositivo;
- Una todos os pontos, terá assim formadas as faixas Leste/Oeste.
- Agora, faça a mesma operação caminhando Leste/Oeste, para encontrar as faixas Norte/Sul. Com um biômetro meça cada um dos cruzamentos. Assinale os resultados em cópia da planta. Caso necessário, faça a operação detalhada no final do livro em radiestesia hídrica. Fique atento para eventuais deformações da malha.

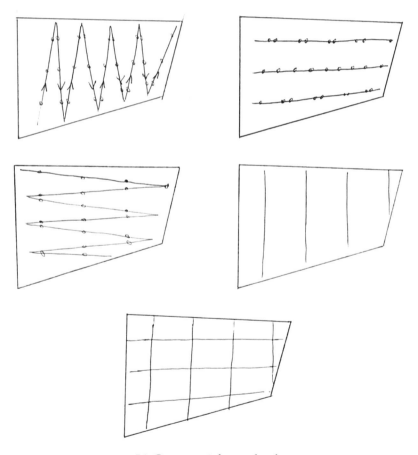

54. *Como caminhar no local.*

1ª Obra ou etapa – Determinar o quadrilátero solsticial ou outra orientação para implantar a construção. Fincar um bastão aproximadamente no centro da futura construção. Este é o gnômon. É um gesto ritualístico de tomada de posse da área, com efeitos energéticos e psicológicos.

- Primeiro método para levantar o quadrilátero solsticial, método antigo, manual, no terreno capinado:

  » Amarre uma ponta de corda fina (bem solta no gnômon);

  » Na outra ponta amarre firme um pequeno pau que será a ponta de um compasso improvisado;

  » No ponto central aproximado da construção, trace uma circunferência com a dimensão aproximada da futura construção;

  » Consulte na tabela anexa (Fig. 55) as datas dos solstícios para o ano em curso;

Data e hora UTC dos solstícios e **equinócios** entre 2006 e 2025								
Ano	**Equinócio Março**		**Solstício Junho**		**Equinócio Setembro**		**Solstício Dezembro**	
	Dia	Hora	Dia	Hora	Dia	Hora	Dia	Hora
2017	20	10:29	21	04:24	22	20:02	21	16:28
2018	20	16:15	21	10:07	23	01:54	21	22:23
2019	20	21:58	21	15:54	23	07:50	22	04:19
2020	20	03:50	20	21:44	22	13:31	21	10:02
2021	20	09:37	21	03:32	22	19:21	21	15:59
2022	20	15:53	21	09:14	23	0:40	21	21:48
2023	20	21:24	21	14:58	23	06:50	22	03:27
2024	20	03:06	20	20:51	22	12:44	21	09:21
2025	20	09:01	21	02:42	22	18:19	21	15:03

55. Tabela eventos solares.

» No Solstício de Inverno, ao nascer do sol, marque a direção do nascer do sol na borda da circunferência; faça a mesma operação no final da tarde, ao pôr do sol; repita esta operação 6 meses mais tarde no Solstício de Verão.

» Finque estacas para preservar a marcação. Terá então quatro marcas que, unidas, formarão o quadrilátero solsticial, dentro do qual a construção irá se inscrever (Fig. 56);

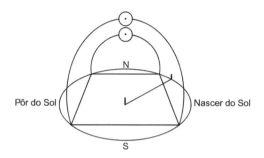

56. Quadrilátero solsticial.

A inserção de um local de vida no interior do quadrilátero aumenta a amplitude do feixe solar e dinamiza a habitação com as harmônicas solares para o local. Opcionalmente, poderá optar por outra data, dia do santo protetor, data do nascimento do proprietário, alinhamento com um local significativo, etc.

- Segundo método para levantar o quadrilátero solsticial:
    » Baixe da internet o programa: www.sunearthtools.com. (Fig. 57);
    » Preencha o campo Pesquisa, com o endereço completo, por exemplo: Rua Frederico Mora, 45, Jardim da Luz, São Paulo;

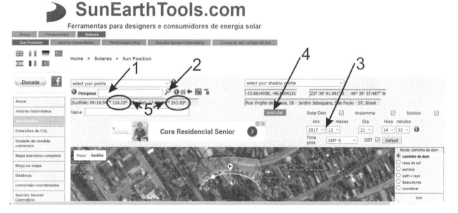

57. App quadrilátero.

» Clique no ícone da lupinha;

» Marque a data do primeiro solstício.

» Clique no botão executar.

» Anote o par de coordenadas.

» Insira a data do segundo solstício.

» Clique em executar.

» Anote o segundo par de coordenadas. Com auxílio de uma bússola, transfira-as para a circunferência previamente marcada no terreno. Use estacas para assinalar os quatro pontos.

Normalmente a fachada das construções abrem para a rua existente. Porém, por meio de um artifício arquitetônico, podemos orientá-la para outra direção sem que pareça que a casa está de costas.

Declinação local

Declinação magnética é a variação entre o norte magnético e o Norte geográfico ou Norte verdadeiro, tendo um valor diferente para cada local. Este valor não é fixo e se altera todos os anos Figs. 58 e 59).

Para conhecer a declinação magnética de um dado local, use o seguinte Aplicativo na internet: www.ngdc.noaa.gov/geomag-web/. Faça a alteração sobre a planta ou no local, descontando ou adicionando o valor obtido.

2ª Obra ou etapa – Definição da medida do côvado, padrão métrico específico daquela localização.

Côvado: medida de comprimento antiga. Era baseado no comprimento do antebraço, da ponta do dedo médio até o cotovelo. O côvado real dos antigos egípcios media 0,5236 metros. O dos romanos media 45 cm.

O côvado em Geobiologia corresponde à centésima milésima parte de um grau entre paralelos do local, ou ainda 1/100.000 da distância na longitude para uma diferença de latitude de 1 grau.

Amiens na França	49,90 Lat. N	Côvado 0,70 m
Reims na França	49,25 Lat. N	Côvado 0,71 m
Chartres na França	48,44 Lat. N	Côvado 0,73 m

Cidade de Amiens - França
Declinação +0°26´

Solstício Verão em 21/06/17
Nascer do Sol a 50°59 - Pôr do Sol 309°4´

Soltício Inverno em 21/12/17
Nascer do Sol a 126°88´- Pôr do Sol 233°11´

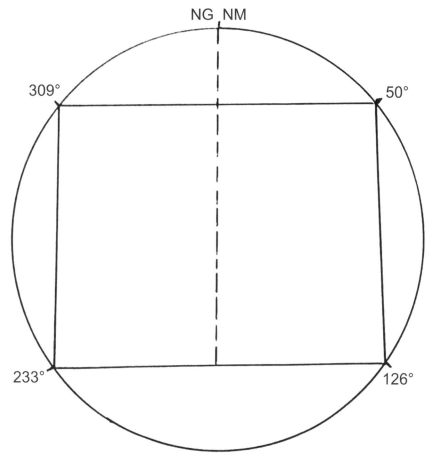

58. Declinação 0°.

Cidade de São Paulo
Declinação -21°16′

Solstício Inverno em 21/06/17
Nascer do Sol a 64°66 - Pôr do Sol 295°34′

Soltício Verão em 21/12/17
Nascer do Sol a 116°15′- Pôr do Sol 243°85′

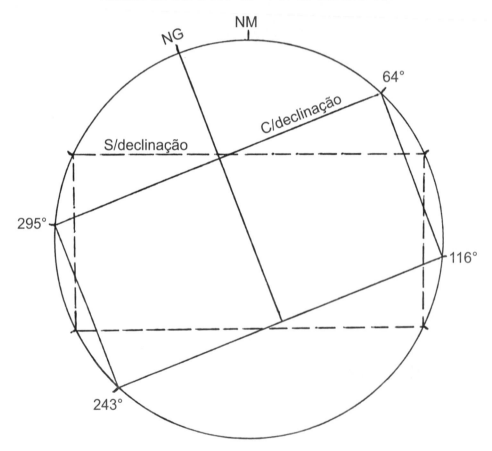

59. Declinação 21°.

- Primeiro método de obtenção do côvado local:
  » Consulte na tabela anexa as datas para os equinócios do ano em curso;
  » Sob o Sol do meio-dia nos equinócios (da primavera ou do outono), apoie um bastão de 1 metro de comprimento no chão e incline-o na direção do Sol até que sua sombra seja nula;
  » Meça a altura da ponta do bastão até o solo; esse é o comprimento do côvado local, digamos, 91 cm, por exemplo.

Este método não é válido para todas as latitudes, mais próximo do equador a altura da vara deveria exceder 1 metro (Fig. 60).

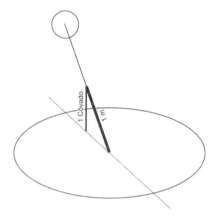

60. Côvado local.

- Segundo método:
  » Por meio do aplicativo Google Earth Pro 7.1.8.3036 (instalar versões anteriores) é possível encontrar a distância entre dois pontos (Figs. 61, 62 e 63). Por exemplo, o côvado local para a cidade de São Paulo é: 91,48 cm (à distância de um grau entre os paralelos para a latitude de São Paulo de 23º 32' é de 91,48 km).
  » No menu, clique em janela lateral. Insira o nome da localidade, clique em Pesquisar.
  » No menu, clique em Régua, escolha Quilômetros e Caminho.

122 | Geobiologia e Radiestesia

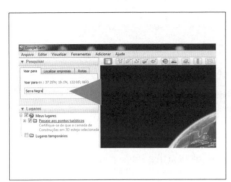

61. App Côvado.

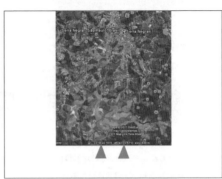

61b. App Côvado.

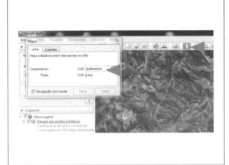

62. App Côvado.

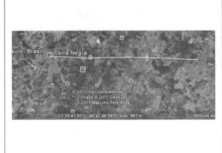

62b. App Côvado.

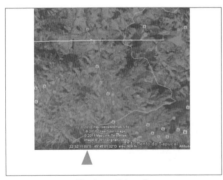

63. App Côvado.

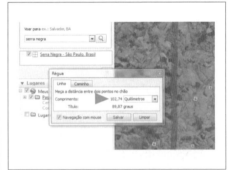

63b. App Côvado.

» Coloque o ponteiro quadrado sobre o local, mantenha o botão esquerdo do mouse apertado e deslize para a direita até à margem direita da tela, solte o mouse e aperte-o para puxar tudo para a esquerda, com a mãozinha, continue puxando a linha, até que a segunda coordenada embaixo mostre uma diferença de um grau.

» Mantenha a linha na horizontal. No final veja na caixa da Régua o valor em quilômetros. Para obter o valor final é só dividir por 100.000.

» Faça alguns testes antes para dominar a "coisa".

» Desenhe um primeiro esboço da casa, usando como padrão métrico o côvado local, já na orientação do quadrilátero.

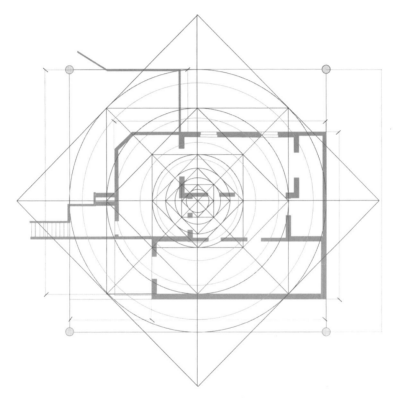

64. Traçado regulador.

3ª Obra ou etapa – Desenvolver um traçado regulador ou traçado harmônico sobre o qual serão projetadas as plantas baixa e elevada da casa. Padrão geométrico que definirá a planta da edificação. Conjunto de linhas diretrizes escolhidas pelo arquiteto em função de um conceito estético ou outro, para guiar a composição de uma fachada ou planta baixa. Esse traçado não é forçosamente repetitivo como aquele de um papel milimetrado (Fig. 65).

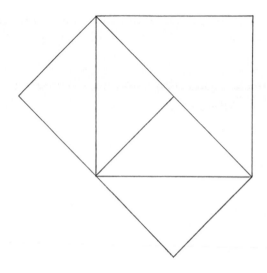

65. Criação do retângulo.

A planta baixa das igrejas góticas era composta pela combinação das três figuras geométricas básicas: quadrado, retângulo e círculo, com algo em comum, todas três têm o mesmo perímetro. Os antigos geômetras expunham o problema da chamada quadratura do círculo buscando um número chave, algo comparativamente ao π para a área do círculo. As três figuras no caso têm uma representação simbólica para os religiosos: Pai, Filho e Espírito Santo.

Construção das três mesas com o mesmo perímetro

Vamos fazer um exercício:
- Desenhe um quadrado para caber em um A4 (faça-o com 12 cm de lado);
- Agora, copiando a ilustração anexa, vamos chegar no retângulo;
- Desenhe outro quadrado semelhante ao anterior e copie o seguinte exercício: Quadrado ABCD, de lado AB = 2.
- Construa o retângulo C´EFO de largura 1 e de comprimento 2;
- Trace a diagonal OE, que é igual a √5;
- Prolongue esta diagonal com um comprimento a EE´ igual a EF;

- A medida OE´ é igual a $\sqrt{5}+1$;
- Marque a metade do comprimento OE´, ou seja, OL que é igual a 1,618;
- Marque o arco ML;
- Trace a reta OM;
- No cruzamento desta com AB é o ponto do raio do círculo a ser traçado;
- O quadrado ABCD e o círculo de centro O e raio OA´, tem o mesmo perímetro.

Pronto, temos as três figuras com um perímetro semelhante, com uma tolerância aceitável para o fim desejado. Não foi exatamente uma quadratura do círculo, foi o inverso, mas cumpriu a necessidade (Fig. 66).

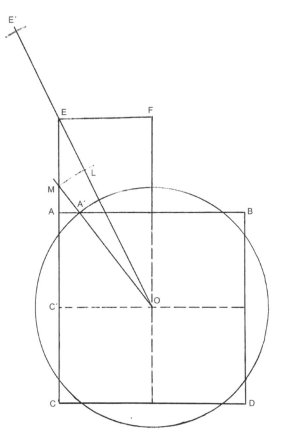

66. Criação do círculo.

Geometria significa medir a terra; essas construções geométricas particulares promovem a harmonia entre o local e a construção e seus volumes e proporções (Fig. 67 e 68).

Le Corbusier considerava o traçado regulador "uma garantia contra o arbitrário". No seu livro *Vers une architecture*, faz uma apaixonada defesa do emprego desse recurso de composição e argumenta que:

> O traçado regulador é uma satisfação de ordem espiritual que conduz à busca de relações harmoniosas, que traz essa matemática sensível, que dá agradável percepção da ordem. A escolha de um traçado regulador fixa a geometria fundamental da obra; ele determina então uma das impressões fundamentais. A escolha de um traçado regulador é um dos momentos decisivos da inspiração, é uma das operações capitais da arquitetura.

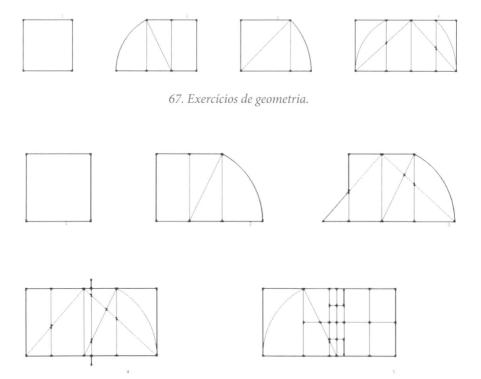

67. Exercícios de geometria.

68. Exercícios de geometria.

É bom levar em consideração que Le Corbusier tinha um conceito muito particular de traçado regulador, para o qual desenvolveu um sistema (Modulor) tabelar projetado a partir de uma altura definida para o ser humano combinada com a seção áurea.

Todas as dimensões da construção devem ser elaboradas em côvados ou meio côvado. Para completar a terceira obra, vamos agora para o item final: a altura da construção segundo o protocolo escolhido.

No Gótico, tomava-se a largura da nave ou corredor principal como um dos catetos de um triângulo retângulo, normalmente com uma precisão de meio côvado. A hipotenusa elevada segundo a escala musical dava a altura dos vários "andares" da construção, das arcadas dos trifórios, dos clerestórios, etc. (Fig. 69), (Figs. 70 e 71). A catedral, por sua orientação, ressona com os ritmos solares. A combinação de uma medida especial, o côvado com um arranjo geométrico particular, o traçado regulador, prepara o todo para condição final: as alturas particulares que transformam o espaço numa caixa acústica especial. A altura elevada do edifício projeta a psique dos devotos para o alto, para a morada simbólica de Deus, no alto, nos céus.

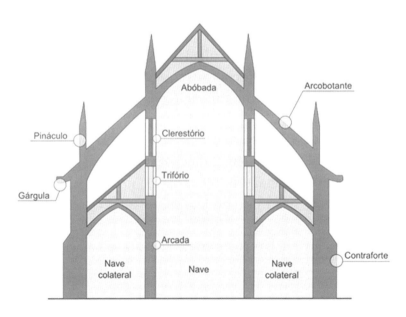

69. Etapas verticais numa catedral.

128 | Geobiologia e Radiestesia

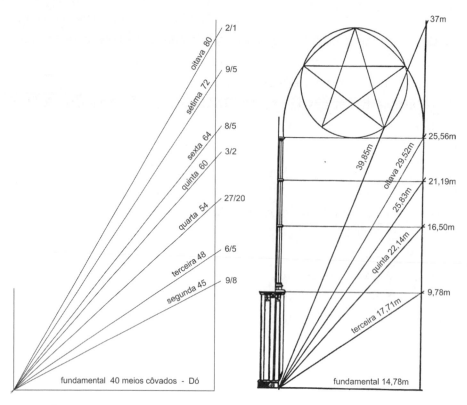

70. *A hipotenusa e as notas musicais.*   71. *A hipotenusa e as notas musicais.*

Temos que aceitar como uma hipotética condicionante que as regras dos maçons foram criadas para edifícios específicos, todos eles compridos, pouco largos em relação ao comprimento e com alturas imensas de 30 a 42 metros.

A variante na escala harmônica fica, no caso das residências e até na maioria dos comércios e algumas indústrias, inaplicável. Na elevação estamos limitados à segunda e terceiras harmônicas.

Avaliação radiestésica do projeto nas plantas sem seus traçados reguladores.

Escolha dos materiais (ecológicos e renováveis) para a construção.

Construção e Paisagismo

A inserção do gnômon no terreno é um gesto tão simbólico, que deveria ser o proprietário, futuro morador da casa, que deveria fazê-lo, como uma tomada de posse do local (nossa pedra fundamental).

A escolha da direção da edificação pode levar em consideração outras hipóteses, para além do quadrilátero solsticial. Pode ser usado o nascer e o pôr do sol de uma data específica. Por exemplo, a catedral Notre-Dame de Chartres é orientada para o nascer do sol no Solstício de Verão.

Os cômodos da casa também estão tradicionalmente relacionados às direções: a cozinha à Leste ou Oeste, a sala de estar ao Sul, o quarto de dormir ao Norte com uma janela à Leste, a cabeceira da cama ao Norte, a porta da casa à Leste, uma janela ao Sul/Oeste para aproveitar os últimos raios do Sol. A chaminé, se possível, no local de origem do gnômon. Uma fonte de água, será orientada para o Leste.

As múltiplas imagens que se seguem dão ideia das variadas opções para a construção de um traçado, numa tentativa de reconstruir o original, evidenciando as alternativas possíveis, as várias teses e as discordâncias, propondo ao leitor uma pesquisa ampla, combinando os múltiplos aspectos envolvidos nas preliminares e nas três obras (Figs. 72, a, b, c, d, e).

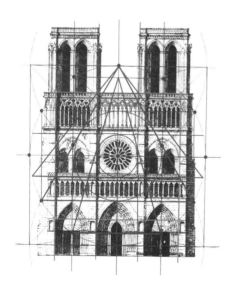 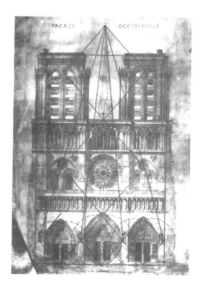

72 / 72a. Notre-Dame e o traçado da fachada.

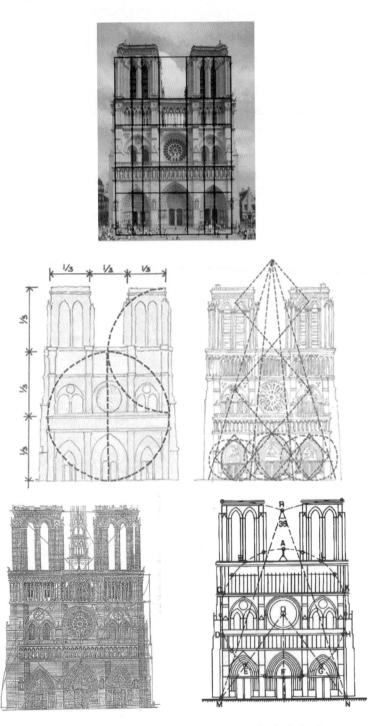

72b / 72c / 72d / 72e. Notre-Dame e o traçado da fachada.

CAPÍTULO 25

As Técnicas de Correção

A maioria das técnicas de correção em Geobiologia são altamente empíricas, baseadas em suposições.

O mais poderoso agente transformador no Planeta é o homem. Sua determinação e dinamismo o leva a querer vencer os elementos da natureza. Assim, tem alterado seu entorno, desviando rios, abrindo túneis, aplainando grandes áreas. Hoje, o homem aplica o mesmo raciocínio na Geobiologia. Infelizmente para ele, desta feita a "coisa" é um pouco diferente. Não existem meios para alterar as consequências de certos fenômenos telúricos. Uma área com presença de urânio emitirá radiação, não obstante tudo o que se faça na superfície. O mesmo para correntes de água pequenas ou grandes, variações geomagnéticas, enfim, todos os eventos abaixo da superfície.

Não alteráveis

- Geomagnetismo;
- Falhas;
- Correntes elétricas vagabundas[5];
- Presença de água a qualquer profundidade;
- Materiais do subsolo;
- Radioatividade;
- Diferença de continuidade do subsolo.

---

5. As correntes vagabundas são ocorrências de potencial elétrico entre dois objetos, entre os quais não deveria haver diferença de potencial.

Alteráveis

- Arquitetura e formas;
- Materiais empregues na construção;
- Conteúdo da casa e decoração;
- Psiquismo;
- Crenças;
- Práticas místico esotéricas.

Já apresentamos antes as técnicas que não resultam em alterações mensuráveis.

Anomalias (não alteráveis)

Três possibilidades são a tentar.

- Primeiro: geoacupuntura com blocos de pedra maiores que um saco de cimento – várias pedras colocadas fora da construção em pontos definidos antecipadamente sobre uma planta.
- Segundo: paisagismo em área bastante ampla, com plantação de árvores sobre as linhas de influência, (não há garantia absoluta do êxito).
- Terceiro: a técnica do reequilíbrio virtual do espaço.

Se nada funcionar, aconselhamos a mudança de local.

Anomalias alteráveis

- Todas as técnicas conhecidas são aplicáveis (caso a caso).
- Sempre iniciar pelas alterações físicas do espaço (é uma regra).
- Não aplicar técnicas classificadas como espiritualistas, – já que elas podem pôr em ação energias dificilmente controláveis, ademais, têm um período de estabilidade muito pequeno.
- Elabore uma lista de possibilidades e pendule uma a uma, meça os percentuais na régua.

Se nada apresentar resultados positivos duradores, aplique a técnica do reequilíbrio virtual do espaço. Se nada funcionar, não tenha dúvidas em aconselhar a mudança do local.

CAPÍTULO 26

Reequilíbrio Virtual do Espaço Método Radiestésico

Esta técnica só deve ser aplicada quando da impossibilidade de utilizar outras ou quando tudo o que foi feito para promover um reequilíbrio se mostrou ineficiente.

Os melhores resultados sempre são alcançados por meio de alterações físicas no imóvel. Claro que, no caso de apartamentos, isso raras vezes é possível.

Sempre que se apresentarem alterações provenientes de fenômenos telúricos, não respondendo a nenhuma técnica de correção, a melhor opção ainda é a mudança de imóvel.

Entretanto, às vezes, por razões variadas, o morador está impossibilitado de mudar imediatamente de imóvel, aí então se aplica esse tipo de correção, a fim de minimizar os efeitos deletérios da permanência no local.

Este trabalho é normalmente demorado e requer um radiestesista talentoso ou com grande prática. Alguns fatores poderão, no entanto, interferir ao longo do tempo:

- Novas edificações vizinhas;
- Instalação de antenas de celular ou rádio;
- Obras das companhias de água, gás, metrô, etc.;
- Alterações na própria edificação;
- Mudanças de mobiliário ou sua disposição.

Somente usar este tipo de intervenção quando todos os recursos físicos tiverem se esgotado ou quando nenhum outro tipo de ação for possível.

| 133 |

Por razões para além da razão, esta prática pode apresentar resultados positivos como também não apresentar melhora alguma. É a técnica derradeira. Não apresenta grande dificuldade na execução e é completamente radiestésica, e também não apresenta o perigo de resultados adversos. Contudo, a correção pode não ser estável.

Defesa da técnica

Dividimos o horizonte dos desequilíbrios em Geobiologia em dois planos: abaixo do solo e acima deste. Abordaremos agora o primeiro plano.

Como já dissemos, os desequilíbrios de origem telúrica são de difícil solução, ou quando não, de total impossibilidade de solução. Vejamos, os acidentes telúricos são os seguintes:

1º Lençol freático perto da superfície.

2º Correntes de água de subsuperfície. A presença de água no subsolo provoca alterações constatáveis nos campos elétrico e magnético naturais. A passagem de água com maior ou menor velocidade em seus dutos naturais provoca a emissão de fracos raios gama (constatáveis com cintilômetro).

3º Falha ou cavidade. A ressonância da resultante caixa acústica envia na vertical tênues emissões do espectro de Ondas de Forma, detectáveis com pêndulos cromáticos de radiestesia.

4º Desequilíbrios geomagnéticos. As alterações locais geomagnéticas na ordem de 1 a 4% provocam efeitos danosos à vida sobre o ponto de ocorrência.

5º Descontinuidades de material na vertical da construção. Suponhamos uma rocha de qualquer material e um solo de argila em contato. Na vertical do ponto de contato, emerge uma vibração que é a diferença da vibração dos dois materiais. Lembrar que a vibração de terra é de 7,8 c/s.

6º Radioatividade natural com emissão de gás radônio.

7º Composição do solo com efeito lesivo, solos de argila, cal, pirita e outros minerais de ferro.

8º Correntes telúricas. Apesar de não serem aceitas por parte da comunidade científica, elas são detectáveis pelo método radiestésico. Permanecer sobre uma corrente telúrica produz um estado de agitação e sobrecarga energética.

9º Malhas geomagnéticas. Ampliação de estados lesivos por aporte energético por uma malha geomagnética (Hartmann).

Os efeitos negativos destes perfis de constituição do solo podem ser mensurados em alguns casos com aparelhos eletrônicos, e sua contraparte sutil com vibrações do espectro de Ondas de Forma podem ser avaliados por meio de instrumentos radiestésicos com auxílio de um biômetro.

A operação

Obtenha uma cópia da planta do local, não reduzida, alinhe-a para o Norte da bússola, isto feito, fixe-a sobre a mesa com dois pequenos pedaços de fita adesiva.

Escolha um dos dois modelos de gráfico conforme a dimensão da planta.

A partir da borda inferior esquerda da planta lance o pêndulo com um palmo de fio, pergunte qual a direção de inserção do modelo. O pêndulo vai se deslocar para a direita, quando se estabilizar, faça um traço leve sobre a planta na direção encontrada. Repita a operação, agora, a partir da margem inferior direita. O ponto de cruzamento das duas retas será utilizado para orientar o modelo (Figs. 73 e 74).

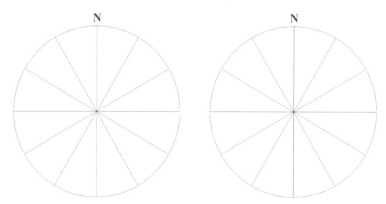

73 / 74. Reequilíbrio virtual.

Fixe o modelo sobre a planta com dois pequenos pedaços de fita adesiva. Pendule cada um dos raios do modelo, questionando qual o comprimento da emissão naquele raio para formar um corretor. Una todos os pontos como no modelo do exemplo (Fig. 75).

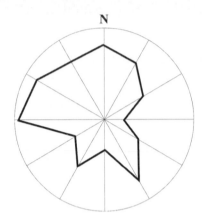

75. Modelo exemplo.

Avalie o resultado radiestesicamente, faça correções se necessário. Agora, enfie entre o modelo e a planta uma folha de papel carbono. Pressione todos os pontos. Retire o carbono e o modelo. Com uma caneta hidrográfica una todos os pontos, o que resultará numa figura geométrica irregular, capaz, em tese, de promover um reequilíbrio na área representada pela planta. Avalie com pêndulo o resultado da inserção do corretor.

A duração teórica do resultado se situa entre dois e quatro anos, ao fim dos quais é necessário repetir o processo.

> Guarde a planta numa prateleira, enrolada – não dobre para diminuir o volume – isso é importante!

Complicado? Nem tanto! A prática faz milagres. É normal encontrar certa dificuldade nas primeiras vezes. Não desanime. Contrariamente ao que se diz e ao que se pratica, a radiestesia é de difícil execução, e um grande número de erros nas etapas iniciais são comuns.

Não modifique nenhum dos procedimentos. Esta é uma técnica bem no limite de sua funcionalidade. A única alteração possível é a de aumentar o número de raios de 12 para 24.

CAPÍTULO 27

Pesquisa Hídrica com Radiestesia

A radiestesia teve sua origem na rabdomancia que, durante séculos, foi usada exclusivamente na procura de minerais e água, fazendo uso de um tosco instrumento: a forquilha (ou vareta radiestésica) obtida de um galho de árvore de madeira macia e flexível. Absolutamente às cegas, o pesquisador (vedor) percorria o terreno aleatoriamente, tendo em mente a pergunta se tinha água naquele local. Ao longo dos séculos, estabeleceram-se um conjunto de procedimentos singelos, feito um protocolo primitivo. Nos tempos antigos, qualquer água era em tese "bebível", o que não é a realidade atual. A saber, encontramos três níveis de ocorrência de água:

1º De superfície, hoje em estado lamentável contaminado por todo tipo de sujeira;

2º De subsuperfície, em até 30 ou 40 metros de profundidade, normalmente também contaminadas por resíduos de lixo, águas de lavagem, águas pluviais que arrastam todo o tipo de poluição e defensivos agrícolas;

3º Águas profundas a mais de 150 metros. Essas sim são indicadas para alimentação humana.

Graças a um geólogo/radiestesista brasileiro, Marcos Alves de Almeida, tivemos uma mudança de paradigma na pesquisa hídrica. Os métodos clássicos são inapropriados para a pesquisa a tais profundidades. Segundo sua metodologia, não procuramos mais água diretamente, procuramos fraturas nas rochas, a grande profundidade, dentro das quais corre nossa água. Por meio deste caderno de pranchas podemos levantar as diferentes alterações em padrões físicos decorrentes da existência dessa água.

Este caderno foi especialmente elaborado para permitir a pesquisa hídrica por meio da radiestesia. De mais a mais, a água potável para consumo humano vem se tornando um grave problema. O racionamento ou a falta de água em certos aglomerados é hoje uma realidade. Em virtude das alterações do ciclo das chuvas por uma ação combinada entre mudança climática e efeitos decorrentes da ação do homem, teve como consequência a escassez de água nos reservatórios que abastecem as cidades. A ocupação de grandes áreas e a vida em comunidade inviabilizaram a utilização da água de mais fácil obtenção, aquela de subsuperfície, a dos tradicionais poços no quintal da casa. A ocupação humana gera grandes volumes de materiais em decomposição em todas as áreas, seja restos de lavoura, animais em decomposição, fossas sépticas, resíduos de defensivos e adubos agrícolas, lixo doméstico, etc. Temos também os córregos e pequenos rios usados como via de descarga de esgoto industrial e doméstico. A realidade do problema da água é ligeiramente diferente do que é divulgado, seja pela imprensa, seja pelos movimentos conservacionistas.

DADO FUNDAMENTAL: existe muita água doce no Planeta, o problema é que ela está armazenada longe de nossas torneiras, em regiões de baixa densidade populacional. O exemplo mais notável é do aquífero Alter do Chão na bacia amazônica, região que conta apenas com 5% da população nacional. Este aquífero caso fosse plenamente explorado poderia abastecer por 250 anos toda a população mundial. O Canadá conta com milhares de lagos de água doce, alguns gigantescos, numa região conhecidas como Grandes Lagos. A África, conhecida por sua aridez, tem no subsolo imensos reservatórios que solucionariam o problema de 350 milhões de africanos. As mudanças climáticas que transformaram o Saara num deserto ao longo dos séculos fizeram com que alguns aquíferos locais tenham recebido água pela última vez há mais de 5.000 anos. Por isso, a extração mais adequada seria a de meios lentos, para prolongar a utilização pelo maior tempo possível. Em desmedida oposição, os Estados Unidos usam água do subsolo com altíssima pressão para fraturar as rochas de xisto para extração de gás combustível. A mistura desta água com produtos químicos provocará ao longo do tempo um desastre geológico incomensurável. Ficou famosa a foto da água saindo da torneira e pegando fogo pela presença de gás metano, consequência da exploração do xisto. Também o uso de água do aquífero Ogallala, que abrange oito estados para irrigação, fez diminuir em 30% sua capacidade, e caso a prática se mantenha, perderá mais 39% nos próximos 50 anos. As agências reguladoras americanas mantêm uma política frouxa de administração de recursos frente às fortes associações de agricultores, que esbravejam, ameaçando desemprego caso diminua o uso abusivo da água.

Graças à internet, podemos ver dúzias de vídeos de buscadores de água. Vemos com surpresa o buscador (vedor), com auxílio de uma forquilha, via de regra personalizada, entrar no terreno e começar a prospecção aleatoriamente, procurando a presença de água. Como tem água em todos os lugares, ele acaba encontrando, porém com uma absoluta falta de método técnico.

Em nosso trabalho de pesquisa vamos nos defrontar com dois tipos distintos de origem de água. O poço de pequena profundidade, captando água do lençol freático (água essa para uso com restrições), estes poços são normalmente escavados por um poceiro e revestidos com tijolos ou anéis de concreto. E tem o poço de grande profundidade, das fraturas na rocha, que após pesquisa deve ser perfurado com máquinas com brocas, resultando num tradicional poço artesiano.

Para a pesquisa *in loco* deve ser usado de preferência um dualrod grande. Este é o dispositivo de resposta dinâmica mais elevada e que responde bem aos "tateamentos" próprios da procura radiestésica, permitindo a detecção de áreas pontuais ou de ângulos, com aberturas em diagonal. Uma vez encontradas as áreas de interesse, pesquise sobre os locais assinalados com todos os gráficos na ordem em que se encontram neste caderno, utilizando o biômetro sempre que necessário.

Esta orientação se destina a leigos. Se você for arquiteto, engenheiro ou geógrafo, sabe como levar a cabo esta tarefa de desenhar uma planta do local e sobre esta referenciar todas as informações encontradas radiestesicamente.

Faça um desenho da área a investigar, o maior que puder, no mínimo um A4. Assinale a direção do norte magnético.

Curvas de Isofrequência

Em função das características do local e das dificuldades encontradas, ou ainda, por uma questão de simplicidade e de maior entrosamento com o processo, pode ser feita a distância uma medição em valores Unidades Bovis e sempre por meio do biômetro. Pode usar também papel milimetrado.

Com uma régua e lápis destaque as linhas da divisão de espaço escolhida. Anote 6.000 UB como 6 e 4.500 UB com 4,5, para facilidade de escrita e leitura. Ao final, una com um traço contínuo os quadrados com o mesmo potencial (Fig. 76).

As falhas e a água vão ocorrer nas áreas de mais baixa energia.

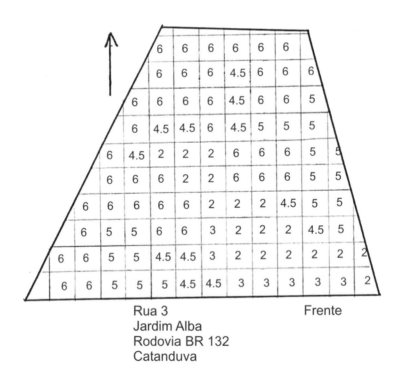

76. *Mapa de isofrequência em local de pesquisa.*

Com treino, é possível fazer a pesquisa completa sobre uma planta normal de boa dimensão, determinando os pontos, sua profundidade e vasão.

Cada radiestesista tem particularidades de trabalho que lhe são próprias, função de sua habilidade e entrosamento com métodos ou protocolos de trabalho, os instrumentos adequados e seu psiquismo.

Poço comum

Percorra o terreno em zigue-zague de forma a cobrir toda a área, tendo em mente todo o tempo o desejo de encontrar água. Use de preferência como instrumento de pesquisa um dualrod de bom tamanho. Todos os pontos encontrados passíveis de ter água serão assinalados com uma bandeirola. Anote na planta suas distâncias para as duas laterais do terreno (Fig. 77).

Uma vez coberto todo o terreno, analise com o biômetro e demais gráficos as características vibracionais dos locais detectados.

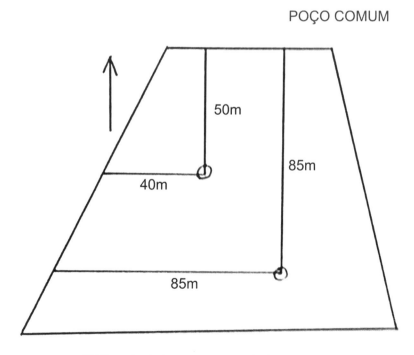

77. Pesquisa in loco para marcação de poço comum.

Poço artesiano

Percorra todo o terreno em zigue-zague de forma a cobrir toda a área, tendo em mente o tempo todo o desejo de encontrar fraturas a uma razoável profundidade. Use de preferência como instrumento de pesquisa um dualrod de bom tamanho. Uma vez detectada a fratura, as duas varetas do dualrod devem girar para uma diagonal, indicando a orientação da mesma. Assinale os pontos com bandeirolas. Caso haja a suspeita de fraturas transversais à primeira, faça pequenas caminhadas num zigue-zague a 90° da primeira prospecção (Fig. 78).

Anote na planta suas distâncias para as duas laterais do terreno e os ângulos em relação ao norte magnético para cada uma das fraturas encontradas. Uma vez coberto todo o terreno, analise com o biômetro e demais gráficos as características vibracionais dos locais detectados.

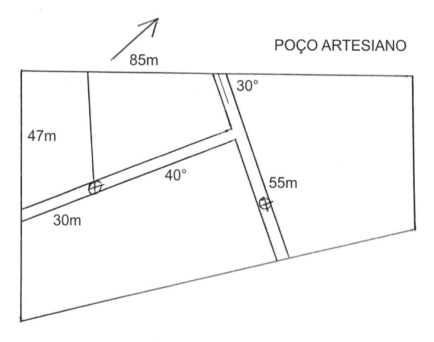

78. *Pesquisa de fraturas para marcação de poço artesiano.*

CAPÍTULO 28

Enfim o Sonho virou Realidade

(Infelizmente só para quem tem a carteira recheada)

Um sonho recorrente para quem pratica radiestesia com enfoque em geobiologia, seria a existência de aparelhos físicos, eletrônicos capazes de indicar uma variedade de eventos energéticos conhecidos da geofísica. Não que a radiestesia não seja confiável e eficiente, mas o levantamento físico é irrefutável.

Acontece ainda, que o resultado da análise radiestésica passa pelo crivo da interpretação; quando este é de perfil místico/religioso, "a coisa tá melada".

Os aparelhos para GEO eletrônicos permitem, enfim, clarear a questão das correções, reequilíbrios ou curas, propostos pelos praticantes com baixo conhecimento geral e específico, e os de moral dúbia, sempre prontos a qualquer "mandracaria" em troca de um pagamento.

Eventos naturais para os quais não existe, em tese, possibilidade de correção, já que isso implicaria em mudar a natureza:

- Corrente de água subterrânea;
- Falha geológica;
- Radioatividade natural;
- Descontinuidade de material;
- Constituição do subsolo;
- Correntes telúricas (correntes elétricas naturais);
- Alterações geomagnéticas;
- Gases (radônio).

Geo-Scanner BPT 3010

O Geo-Scanner BPT 3010 é um computador portátil de alta performance, (Fig. 79) capaz de identificar automaticamente vários tipos de sondas e de memorizar as medidas para poder gerar gráficos.

Para cada sonda conectada, ele dá início a um procedimento de medição (Fig. 80).

1. Entrada, para uma conexão suplementar.
2. Serial RS-232, para conexão com computador PC.
3. Sondas: R-Check / Cintilômetro (radiação gama) / Feldmühle.
4. Porta Centronics, para impressora paralela.
5. Sonda geomagnética: de 1 a 3 eixos.
6. Tomada terra.
7. Tomada de alimentação.

- Geo-Scanner BPT 3010.
  Valor em Reais sem frete e impostos = R$ 14.350,00.

  Sondas que podem ser conectadas:
- Sonda geomagnética de 1 eixo, acompanha o aparelho.
- Sonda geomagnética de 3 eixos.
  Valor em Reais sem frete e impostos = R$ 10.250,00.
- Sonda de cintilamento gama contendo um cristal de iodeto de sódio + espectroscópio para identificar radionuclídeos. Valor em Reais sem frete e impostos = R$ 27.880,00.
- Sonda "R-Check", sonda de medida de radioatividade – contador Geiger-Müller, para medir raios x, e raios gama e beta. Valor em Reais sem frete e impostos = R$ 3.690,00.
- Sonda "Feldmühle", sonda de medida dos campos eletrostáticos no ar em V/m. Valor em Reais sem frete e impostos = R$ 3.772,00.

Um levantamento local numa área a construir, com este conjunto de instrumentos, permite escolher o espaço mais equilibrado, consequentemente, mais saudável. Na pior das hipóteses, descartar a área.

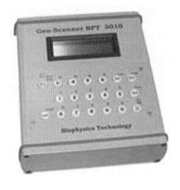 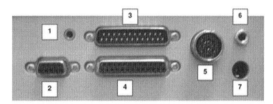

79. Computador Geo-Scanner.   80. Conexões.

A mesma operação pode ser executada em área construída que seja motivo de queixas ou de dúvidas, permitindo um remanejamento dos cômodos, escolhendo as áreas mais salubres para espaço de permanência (escritório e quarto de dormir).

Permite também aferir o resultado de variadas técnicas de "cura", eventualmente antes aplicadas.

Quanto mais os valores medidos mudam rapidamente numa pequena distância, mais as zonas perturbadas são potencialmente patológicas.

O campo magnético e a radioatividade da Terra são, para o homem, fatores fundamentais na regulagem dos processos biológicos. Eles representam um papel importante na estimulação e reequilíbrio biológico das funções metabólicas celulares.

Toda perturbação deste campo magnético natural homogêneo pode conduzir a curto ou a longo prazo a aparição de doenças no indivíduo a ele submetido.

Em uma época na qual mais e mais pessoas se interessam por técnicas de cura natural, é importante prestar atenção às boas condições de sono e de trabalho; nestes locais passamos a maior parte da vida. Muita gente sente necessidade de localizar as áreas cuja energia pode ao longo do tempo influenciar aqueles que aí permanecem. Essa investigação hoje é possível com instrumentos eletrônicos de grande sensibilidade e precisão.

O panorama da Geobiologia hoje é de aceitação geral, sendo alguns de seus aspectos aceitos pelas faculdades de arquitetura e pelos governos da Alemanha, Bélgica, Suíça e Espanha. No Brasil o INMETRO reconhece a Síndrome do Edifício Doente, e o livro considerado como a bíblia da arquitetura, *A Arte de Projetar em Arquitetura* de Ernst Neufert, em uma de suas últimas atualizações, publica o artigo, Biologia da Construção.

Pesquisas clínicas efetuadas nos Estados Unidos e no Canadá, indicam que zonas perturbadas estudadas cientificamente por meio de aparelhos da física, mostraram a influência nefasta que as zonas perturbadas geofisicamente podem exercer sobre o estado de saúde. Segundo um estudo oficial feito pelo ministério da saúde pública dos Estados Unidos, foi constatado que mais da metade dos casos de câncer, malformações congênitas e morte súbita são ligadas a uma anomalia local do campo magnético terrestre em função das erupções solares.

Pesquisas mostraram que moscas drosófilas resistem sem pena a um campo magnético contínuo de 100.000 gauss, mas morrem em alguns dias num gradiente de 7.000 gauss.

É claro que o problema é idêntico para todo o reino animal. Os animais selvagens fogem por instinto das zonas perturbadas, os animais domésticos, presos num estábulo ou na ponta de uma corrente, correm os mesmos perigos que os humanos. Os animais de criação: vacas, carneiros, são bastante sensíveis, em particular os cavalos, os porcos e as aves.

O Geo-Scanner BPT 3010 desenvolvido pelo pesquisador Ludger Mersmann, mede as variações (gradientes) do campo magnético terrestre e da radioatividade gama, permitindo, portanto, a detecção das anomalias geomagnéticas e radioativas em 3D de um local associado às doenças degenerativas.

Modos de mensuração

Em modo manual, o aparelho Geo-Scanner BPT 3010 munido de sua sonda geomagnética (Fig. 81) mede as variações – intensidade vertical da componente vertical (Z), diferença, referência e gradiente –, do campo magnético terrestre e permite, assim, detecção de anomalias geomagnéticas de um local associado às doenças degenerativas. Graças à sonda geomagnética tipo fluxgate, este aparelho de medidas vai permitir objetivar em três dimensões as anomalias da componente vertical (Z) ou das três componentes (X, Y e Z) (sonda a 3 eixos opcionalmente) do campo magnético terrestre e, desta forma, determinar quantitativamente as zonas perturbadas a evitar durante as estadias.

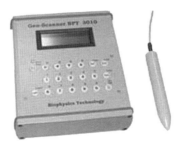

81. Sonda 1 Eixo.

Em modo de gravação, o aparelho conectado ao notebook e graças ao soft Geo-Reader é capaz de transmitir os dados coletados sobre certa superfície (cama ou terreno), produzindo um gráfico topográfico em três dimensões, imprimível (Fig. 82).

Este aparelho foi desenvolvido para determinar perturbações geomagnéticas num terreno antes de construir, determinar a influência perturbadora das massas metálicas no quarto de dormir (estrado metálico, molas no colchão), de confirmar as detecções geobiológicas (dos vedores, radiestesistas e dos geobiólogos) das zonas geopatogênicas, etc.

Escala de medidas de 75.000 a 150.000 nT.

Memória interna para até 50 mensurações.

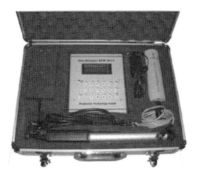

82. Maleta transporte.

Sonda geomagnética de 3 eixos

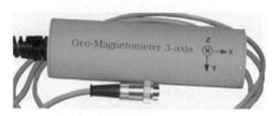

83. Sonda Geomagnetômetro 3 eixos.

Esta sonda é capaz de medir anomalias do campo magnético terrestre nas três dimensões do espaço. A utilização de uma sonda a eixo único é muito mais delicada, dado que ela produz medidas mais variáveis em função de sua movimentação (Fig. 83).

Uma sonda a "3 eixos" é mais estável, e o impacto dos movimentos é mais limitado nos resultados. Então estes serão de melhor qualidade.

Ela pode ser usada nos seguintes casos:

- Medida completa da indução de fluxos magnéticos sobre 3 eixos;
- Medida de anomalias magnéticas terrestres;
- Determinar "pontos magnéticos" locais;
- Alta precisão.

Sonda de cintilômetro gama

Esta sonda tem como componente importante um cristal de iodeto de sódio (NaI). Ela mede as variações topográficas e espectrométricas da radioatividade gama (KeV) de origem telúrica em 2D e 3D (Fig. 84).

Áreas de aplicação:

- Geobiologia;
- Contaminação dos solos;
- Mensuração de isótopos radioativos;
- Espectroscopia.

Sabe-se hoje que a radioatividade própria das rochas que compõem a crosta terrestre é composta por traços de corpos radioativos que elas contêm ou produzem, tais como o Potássio, o Rádio e o Tório. Sabemos que estes, no curso de suas reações, liberam gases radioativos alfa, como o Radônio, o Torônio, e o Actinium. Estes gases migram através do solo e escapam na atmosfera, com maior intensidade quando ocorrerem falhas telúricas, que as drenam para a superfície.

É conhecido que a circulação de água subterrânea, ou a existência de bolsões de água, promovem modificações locais da gravidade (entre outras), implicando numa acentuação de radioatividade tipo gama (KeV), mensurável na vertical.

As medições com cintilômetro gama sobre as faixas da malha de Hartmann indicam regularmente variações positivas ou negativas do "gama telúrico". Estas medições são, contudo, difíceis de realizar, pois a radiação gama varia muito rapidamente no espaço de alguns centímetros. Pesquisadores constataram que a radiação gama e o Radônio eram ampliados por falhas telúricas, e que sua atividade se multiplicava por três durante a noite, sem levar em consideração a malha Hartmann.

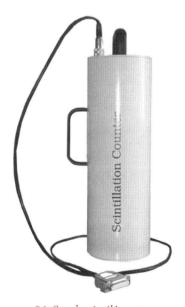

84. Sonda cintilômetro.

Sonda "R-Check"

Sonda para medição de radioatividade muito sensível. Permite medir Partícula Beta, Raios x e Raios Gama.

É usada para medir tecnicamente as construções e os materiais em biologia da construção. A sonda é montada na Alemanha (Fig. 85), de desenho muito robusto e muito alta sensibilidade do tubo Geiger-Müller. O Geo-Scanner reconhece automaticamente a sonda e dispara o programa de teste apropriado. Os resultados podem ser visualizados num PC ou ainda impressos.

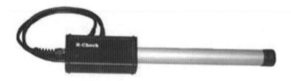

85. Sonda "R-Check".

Sonda Feldmühle

Esta sonda contém um voltímetro rotativo que permite avaliar os campos eletrostáticos dos materiais e do ar (Fig. 86).

Os campos eletrostáticos existem à nossa volta, mas são ampliados pelas fibras têxteis de roupas, em derivados do petróleo, nos plásticos, impressoras, copiadoras, etc. O impacto das descargas eletrostáticas sobre nossa saúde e vias respiratórias pode resultar com o tempo em distúrbios da saúde.

Assim como os demais acessórios, esta sonda permite imprimir os resultados ou ainda visualizá-los na tela de um PC.

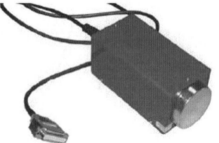

86. Sonda Feldmühle.

CADERNO COMPLEMENTAR

GRÁFICOS PARA ANÁLISE EM GEOBIOLOGIA

BIÔMETROS

A prática da radiestesia implica na utilização obrigatória de alguns instrumentos: pêndulo, ponteiro, bússola e biômetro.

O biômetro utilizado neste trabalho é o resultado de várias tentativas para produzir uma régua o melhor adaptada possível à realidade energética das mais variadas origens. Todas as réguas até agora eram de escala linear, e as energias com que lidamos são logarítmicas, o que forçava o cérebro a fazer uma conversão do logarítmico para o linear, induzindo o operador a erros, sobretudo quando se trata de valores elevados.

A dimensão para cópias da régua deverá ser respeitada, sem ampliação ou redução, caso contrário produzirá erros. O padrão de mensuração para a régua do lado frente é em Unidades Bovis ou Unidades Radiestésicas. No verso, temos uma régua linear própria para a medição de percentuais ou valores numéricos, estes naturalmente lineares.

Nota: baixe na internet o arquivo das réguas e siga os passos do tutorial anexo. (www.editoraalfabeto.com.br/download/graficos.zip)
A régua 04 foi desenvolvida para uso em geobiologia e se encontra em tamanho natural.

RÉGUA DE MEDIDA PARA ANÁLISE GERAL

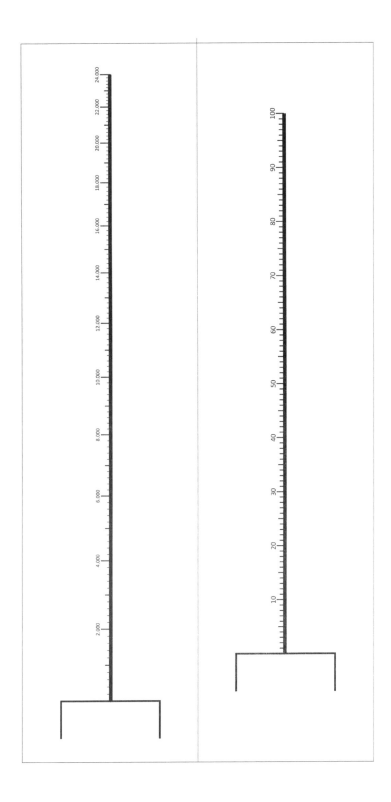

BIÔMETRO LOGARÍTMICO VERSÃO 04

A versão 04 do biômetro logarítmico foi especialmente desenvolvida para uso nos chamados Grandes Locais Cosmotelúricos, os quais são raros. Estes lugares são normalmente do conhecimento da população local, sendo muitas vezes conhecidos como lugares sagrados. Também encontramos estas energias nas construções megalíticas e em muitos templos antigos.

Régua de Medida para Análise Cosmotelúrica

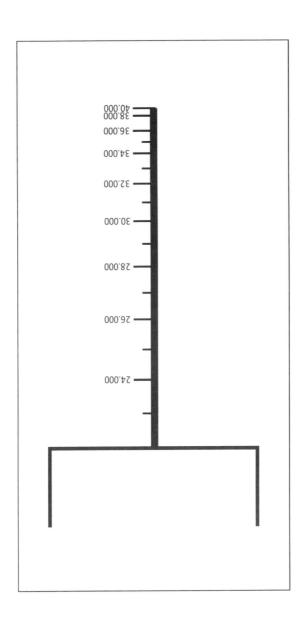

RÉGUA GEOBIOLÓGICA *(Gráfico para uso em locais fechados)*

Alinhar obrigatoriamente o gráfico na direção NORTE conforme indicado.
Balançar o pêndulo transversalmente ao gráfico sobre o 0.

Pergunta: Existem aqui ondas nocivas de origem aérea?
Resposta: Desvio do pêndulo para a direita
Nocividade aérea
De 0 a 20 fraca
Acima de 20 energia nociva

Pergunta: Existem aqui ondas nocivas de origem telúrica?
Resposta: Desvio do pêndulo para a esquerda
Nocividade do subsolo
De 0 a 40 fraca
Acima de 40 energia nociva

Para lá destes índices, verificar as origens destas ondas com os demais gráficos.
Atenção: É possível que existam várias nocividades provenientes do ar e do subsolo. Repetir a operação acima até que o pêndulo indique claramente que todas as ondas nocivas foram encontradas, o pêndulo então permanecerá sobre o 0 original. O melhor local corresponde à obtenção do zero em quaisquer circunstâncias, tanto no vetor terrestre (Oeste), como no aéreo (Leste). Como já dissemos, as anomalias microvibratórias são débeis, mas com o passar do tempo, em uma dezena de anos, esse pouco pode se tornar nocivo. Algumas dessas radiações são acumulativas.

Nota: baixe na internet o arquivo da régua, imprima sem reduzir ou ampliar e plastifique. www.editoraalfabeto.com.br/download/graficos.zip

RÉGUA DE MEDIDA PARA ANÁLISE TELÚRICA E AÉREA

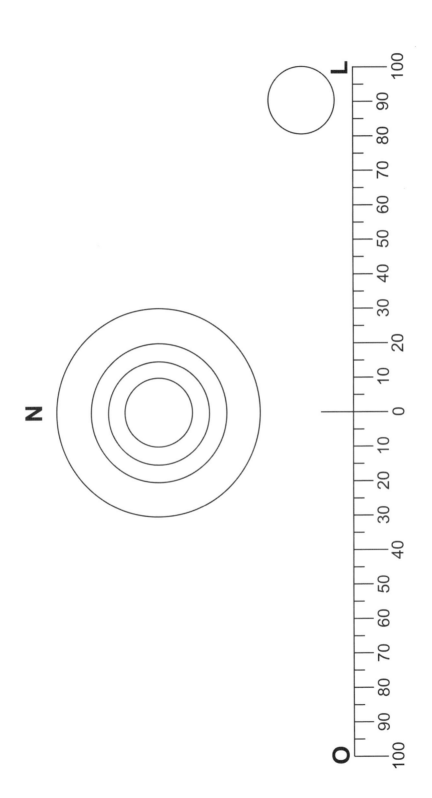

MEDIDA DE POTENCIAL ESPONTÂNEO

Este gráfico tem a função de identificar anomalias Eletromagnéticas emitidas por água subterrânea em Movimento (lado direito) e zona tectônica (lado esquerdo).

O gráfico foi criado com base nas medições da geofísica, por meio de aparelhos que medem a diferença de potencial em um terreno, com a emissão de uma corrente elétrica no solo, através de fios estendidos de um ponto A até um ponto B. Esse aparelho mede a resistividade do solo ou da rocha à passagem da corrente elétrica, caso haja uma anomalia, por exemplo, a passagem da corrente por uma ruptura na rocha ou no solo, como uma fratura, uma falha geológica. Ocorre uma diminuição de resistividade (ou da resistência da rocha à passagem da corrente elétrica, aumentando a diferença de potencial entre os dois pontos no terreno, em função de um aumento da intensidade de corrente emitida através do aparelho). Uma descontinuidade é captada em relação a uma emissão homogênea sem rupturas, na qual não se identificaria alguma anomalia. A presença da descontinuidade geológica sugere uma ruptura que pode armazenar água subterrânea a grandes profundidades. Com a somatória de vários pontos no terreno, por meio de vários perfis elétricos, consegue-se um aumento na possibilidade da identificação da presença possível de água no caso desse tipo de pesquisa. Como é uma observação indireta, somam-se outras observações geológicas para diminuir a possibilidade de erros e aumentar o acerto.

Quando for água de subsolo os valores são menores, enquanto em zonas tectônicas com água subterrânea os valores são altos. As medidas são obtidas em mV/m (-) para zonas tectônicas e em mV/m (+) para água de subsolo (mV/m: milivolts/metro).

Nota: para utilizar o gráfico com propriedade é necessário conhecê-lo, estudá-lo, para identificar suas escalas mentalmente, sem isso, os resultados serão aleatórios. O pêndulo responde unicamente a estímulos mentais, não é um instrumento divinatório.

A diferença de potencial total pode ser de centenas de milivolts. Há casos em que a anomalia ultrapassa 1,3 V (Valor médio para poço de água: 75 mV).

Unidade de medida: milivolt (mV)

RÉGUA DE ANÁLISE TELÚRICA

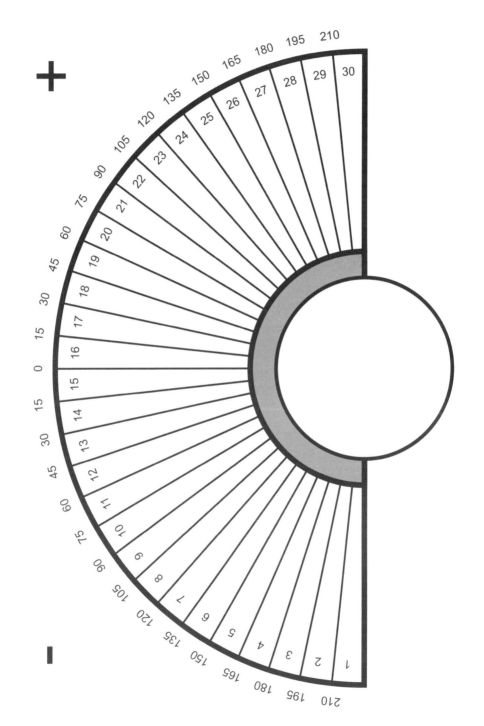

MEDIDOR DE ONDAS ELETROMAGNÉTICAS

Medidor de ondas eletromagnéticas de baixa frequência.

As emissões de ondas eletromagnéticas emitem em 60 Hz, a mesma frequência de nossa atividade cerebral. Isto quer dizer que essas ondas induzem a nossa atividade cerebral a entrar em ressonância com essa vibração. Durante o dia, elas não têm uma importância primordial, pois estamos em atividade mental com emissão de ondas eletromagnéticas na frequência de 60 Hz a 200 Hz. Quando vamos dormir, a atividade cerebral diminui para 4 a 7 Hz ou ciclos por segundo, para um descanso total, mas quando estamos sob a influência da anomalias eletromagnéticas nocivas de todas as ordens de grandeza, elas emitem também essa frequência de 60 Hz. Então, quando vamos dormir, na verdade não o fazemos integralmente, pois continuamos sob a influência dos 60 Hz, seja pela alimentação elétrica doméstica, seja por perturbações geofísicas. Daí surgir o stress, para o qual não se encontra uma explicação razoável.

Estas ondas apresentam comprimentos longos (de 108 a 105 Angströns) que são medidas em HERTZ (Hz). Variam entre 3 e 300 HZ. São indicativos de anomalias eletromagnéticas associadas à presença de água subterrânea. A frequência em Hertz é inversamente proporcional ao comprimento de onda em Angström.

Um valor acima de 60 Hz, indica água ou fratura.
Um valor de 10 Hz, pode indicar um volume de água muito pequeno.

Hertz (unidade de frequência) = 1 mudança por segundo

ONDAS ELETROMAGNÉTICAS

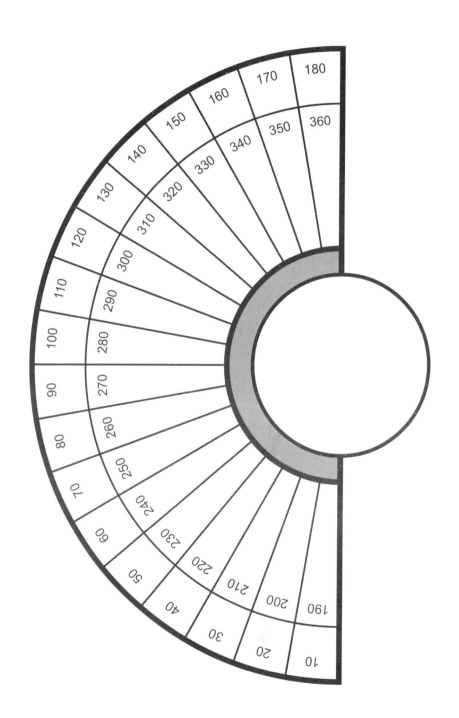

CAMPO MAGNÉTICO

Gráfico radiestésico de medição de Campo Magnético Induzido em locais fechados.

Medidas em nanoTesla (nT). Medição estritamente radiestésica.

Observa-se nos lugares fechados, a emissão radioativa de um campo Magnético Induzido pelas presenças de anomalias vindas da Terra e do meio ambiente.

Este campo é gerado em presença de água subterrânea em movimento, como consequência da geração de um campo elétrico induzido. Os dois campos ocorrem simultaneamente (são perpendiculares entre si).

Qualquer valor indica a presença de anomalia...

Valores maiores indicam anomalias maiores, tais:
- Água;
- Radônio;
- Polônio;
- Cavidade
- Alta-tensão

Unidades de medição em Nanotesla (nT)

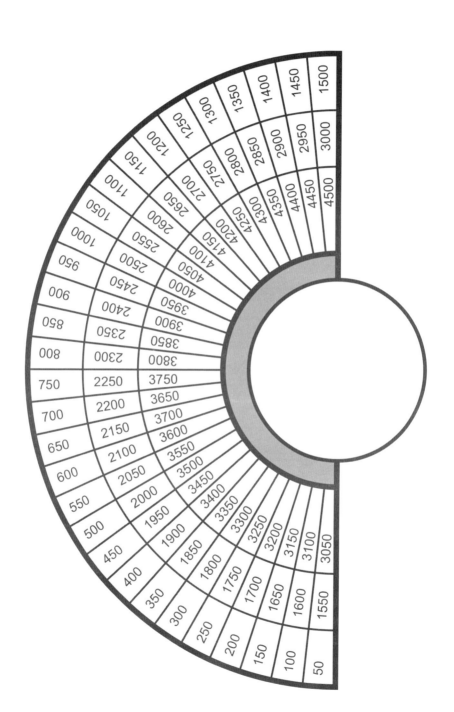

CAMPO MAGNÉTICO

CAMPO ELÉTRICO

Quando existem Campos Elétricos emitidos por radiações diversas vindas da Terra (água subterrânea, zona tectônica e gás radônio em locais fechados), ou do meio ambiente (torres de micro-ondas ou alta tensão), observa-se a presença de Campos Elétricos Induzidos.

Qualquer valor indica a presença de anomalia...

Valores maiores indicam anomalias maiores, tais:

- Água;
- Radônio;
- Polônio;
- Cavidade
- Alta-tensão

Unidades de medição em Nano Watt (nW)

CAMPO ELÉTRICO

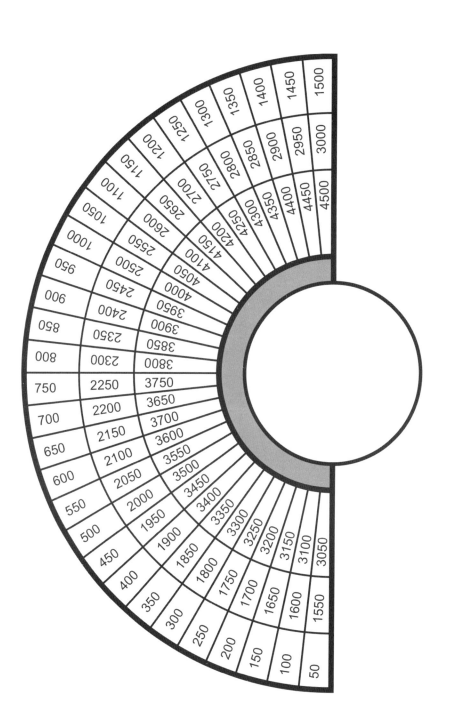

RADIAÇÃO IONIZANTE 1

Gráfico de medição radiestésica de emissão radioativa ionizante. No gráfico RADIAÇÃO IONIZANTE 1, qualificado neste trabalho como polônio, com unidades estabelecidas em Becquerel por metro cúbico (Bq/m^3).

Esta classificação tem como objetivo dar um caráter significativo para a percepção de anomalias Eletromagnéticas ionizantes, no entanto, não devem ser comparadas com os instrumentos de medição eletroeletrônicos físicos.

A presença deste gás é devida a desintegração atômica, por exemplo, de urânio, rádio, contidos em rochas cristalinas. Essas rochas ao sofrerem desintegração intensa, devido a intempéries (chuva, sol, ressecamento, etc.) transformam-se em solo arenoso e argiloso, emissores de radioatividade. Na rocha sã a radioatividade emitida é muito pequena.

Lembrete: nem todas as rochas são emissoras de radioatividade, é necessário medi-las.

O gráfico atinge um valor de 900, podendo ser multiplicado por valores de 10, 20, 30, 40, 50.

Unidades de medida: Bq/m^3 – Radiação α e β

RADIAÇÃO IONIZANTE 1

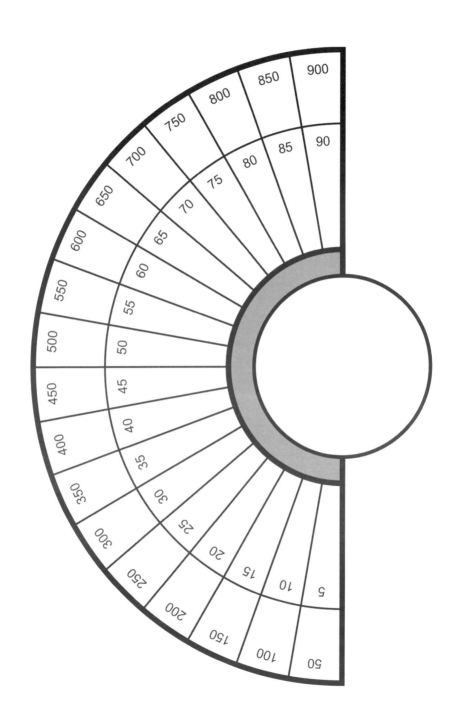

RADIAÇÃO IONIZANTE 2

Gráfico de medição radiestésica de emissão radioativa ionizante. No gráfico RADIAÇÃO IONIZANTE 2, qualificado neste trabalho como radônio, com unidades estabelecidas em microRoentgen por hora (μR/h).

Esta classificação tem como objetivo dar um caráter significativo para a percepção de anomalias Eletromagnéticas ionizantes, no entanto, não devem ser comparadas com os instrumentos de medição eletroeletrônicos físicos.

A presença deste gás é devida a desintegração atômica, por exemplo, de urânio, rádio, contidos em rochas cristalinas. Essas rochas, ao sofrerem desintegração intensa devido a intempéries (chuva, sol, ressecamento, etc.), transformam-se em solo arenoso e argiloso, emissores de radioatividade. Na rocha sã a radioatividade emitida é muito pequena.

Lembrete: nem todas as rochas são emissoras de radioatividade, é necessário medi-las.

O gráfico atinge um valor de 90, podendo ser multiplicado por valores de 10, 20, 30, 40, 50.

Unidades de medida: Micro Roentgen/hora – Radiação Gama γ

RADIAÇÃO IONIZANTE 2

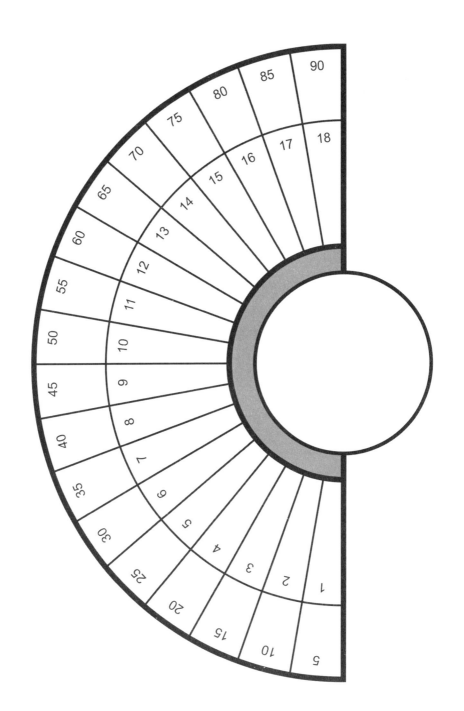

IONIZAÇÃO DO AR

O ar que respiramos é naturalmente equilibrado eletricamente em íons positivos e negativos. Infelizmente, a poluição destrói este equilíbrio natural. Os íons negativos tem uma duração de vida muito curta e são vítimas de sua grande mobilidade; eles são mil vezes mais ligeiros que os ions positivos.

Sem os íons negativos a vida não existiria, pois uma de suas funções essenciais é a de fazer passar o oxigênio dos pulmões para o sangue.

O empobrecimento do ar e o desaparecimento dos íons negativos é um dos males da civilização.

Este gráfico tem a função de identificar a presença de íons positivos nocivos de um lugar. Em presença de água subterrânea em movimento, falhas e fraturas geológicas, campo elétrico e magnético, radioatividade, micro-ondas, ar condicionado, ventiladores, lugares fechados por muito tempo e uma infinidade de anomalias, tanto naturais como domóticas.

A medição radiestésica de ionização indicando zero (0), demonstra um estado de equilíbrio iônico.

A ionização positiva indica condições Bioelétricas, normalmente em locais insalubres ou com radiações Elétricas não ionizantes e ionizantes.

A ionização negativa indica locais bióticos de perfil Biomagnético.

A título de indicação, temos um comparativo da quantidade de íons negativos por cm^3 presentes no ar:

- Montanha: 8.000
- Mar: 4.000
- Floresta: 3.000
- Campo: 1.200
- Cidade: 200
- Escritório: 20
- Automóvel: 14

Íons negativos por cm^3

IONIZAÇÃO DO AR

−

0

+

de 0 a 100

de 100 a 500

de 500 a 1000

superior a 1000

de 0 a 100

de 100 a 500.

de 500 a 1000

superior a 1000

POLUIÇÃO ELETROMAGNÉTICA

Poluição eletromagnética de ondas de rádio e outras aplicações.

As emissões se exprimem em Watt/m ou miliWatt/cm.

Os perigos aumentam com a potência (efeito térmico) e o tipo de modulação. A modulação pulsada é bastante mais perigosa, pois ela transporta baixas frequências de alguns Hertz a algumas centenas de Hertz.

Patamares:

- MF
- HF
- VHF
- UHF
- HYP
- de 400 KHz a 300 MHz (modulação pulsada)
- de 300 MHz a 3 GHz (modulação pulsada)

POLUIÇÃO ELETROMAGNÉTICA RÁDIO

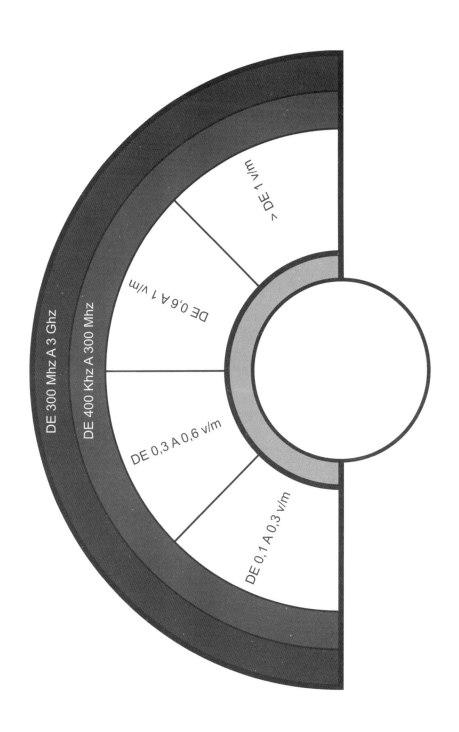

MEIOS DE HARMONIZAÇÃO

Alguns meios de proteção devem ser controlados periodicamente, no mínimo a cada 45 dias.

Alguns equipamentos de proteção perdem ação protetora contra as ondas nocivas por saturação do local de influência, ou após uma mudança de lua.

Sempre que se apresentarem casos de variados estados mágicos, controlar esses estados por meio de pêndulos para radiestesia cabalística.

Quando forem encontrados desequilíbrios notáveis, fazer levantamento da malha de Hartmann, para avaliar biometricamente valores das faixas e dos cruzamentos.

Algumas técnicas:
- Absorção: chumbo, carvão de madeira, etc.
- Derivação: cintura de cobre, ponteiros de ferro com solenoide.
- Escudo: ponteiro com tela metálica aterrada.
- Alinhamento do campo vibratório: Geoacupuntura.
- Formologia: utilização de volumes ou de desenhos.

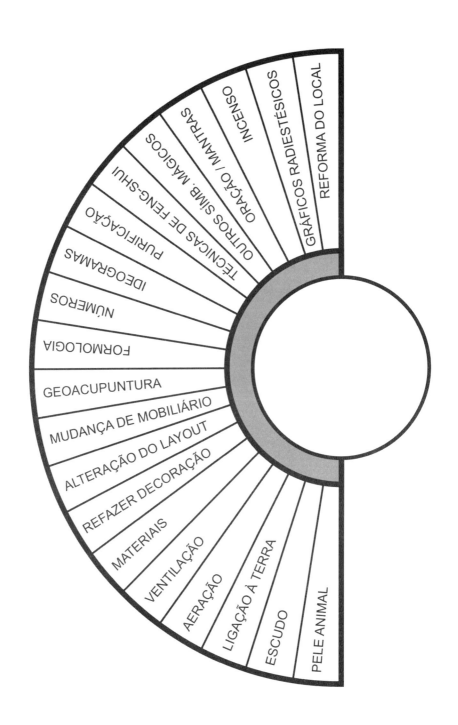

CADERNO COMPLEMENTAR

GRÁFICOS PARA ANÁLISE EM RADIESTESIA HÍDRICA

BIÔMETROS

A prática da radiestesia implica na utilização obrigatória de alguns instrumentos: pêndulo, ponteiro, bússola e biômetro.

O biômetro utilizado neste trabalho é o resultado de várias tentativas para produzir uma régua o melhor adaptada possível à realidade energética das mais variadas origens. Todas as réguas até agora eram de escala linear, e as energias com que lidamos são logarítmicas, o que forçava o cérebro a fazer uma conversão do logarítmico para o linear, induzindo o operador a erros, sobretudo quando se trata de valores elevados.

A dimensão para cópias da régua deverá ser respeitada, sem ampliação ou redução, caso contrário produzirá erros. O padrão de mensuração para a régua do lado frente é em Unidades Bovis ou Unidades Radiestésicas. No verso, temos uma régua linear própria para a medição de percentuais ou valores numéricos, estes naturalmente lineares.

Nota: baixe na internet o arquivo das réguas e siga os passos do tutorial anexo. (www.editoraalfabeto.com.br/download/graficos.zip)

A régua 04 foi desenvolvida para uso em geobiologia e se encontra em tamanho natural.

RÉGUA DE MEDIDA PARA ANÁLISE GERAL

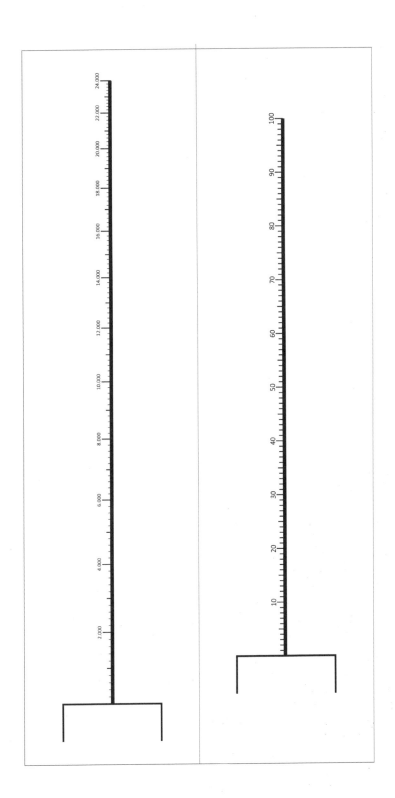

MEDIDA DE POTENCIAL ESPONTÂNEO

Este gráfico tem a função de identificar anomalias Eletromagnéticas emitidas por água subterrânea em Movimento (lado direito) e zona tectônica (lado esquerdo).

O gráfico foi criado com base nas medições da geofísica, por meio de aparelhos que medem a diferença de potencial em um terreno, com a emissão de uma corrente elétrica no solo, através de fios estendidos de um ponto A até um ponto B. Esse aparelho mede a resistividade do solo ou da rocha à passagem da corrente elétrica, caso haja uma anomalia, por exemplo, a passagem da corrente por uma ruptura na rocha ou no solo, como uma fratura, uma falha geológica. Ocorre uma diminuição de resistividade (ou da resistência da rocha à passagem da corrente elétrica, aumentando a diferença de potencial entre os dois pontos no terreno, em função de um aumento da intensidade de corrente emitida através do aparelho). Uma descontinuidade é captada em relação a uma emissão homogênea sem rupturas, na qual não se identificaria alguma anomalia. A presença da descontinuidade geológica sugere uma ruptura que pode armazenar água subterrânea a grandes profundidades. Com a somatória de vários pontos no terreno, por meio de vários perfis elétricos, consegue-se um aumento na possibilidade da identificação da presença possível de água no caso desse tipo de pesquisa. Como é uma observação indireta, somam-se outras observações geológicas para diminuir a possibilidade de erros e aumentar o acerto.

Quando for água de subsolo os valores são menores, enquanto em zonas tectônicas com água subterrânea os valores são altos. As medidas são obtidas em mV/m (-) para zonas tectônicas e em mV/m (+) para água de subsolo (mV/m: milivolts/metro).

Nota: para utilizar o gráfico com propriedade é necessário conhecê-lo, estudá-lo, para identificar suas escalas mentalmente, sem isso, os resultados serão aleatórios. O pêndulo responde unicamente a estímulos mentais, não é um instrumento divinatório.

A diferença de potencial total pode ser de centenas de milivolts. Há casos em que a anomalia ultrapassa 1,3 V (Valor médio para poço de água: 75 mV).

Unidade de medida: milivolt (mV)

RÉGUA DE ANÁLISE TELÚRICA

MEDIDA DE POTENCIAL ESPONTÂNEO

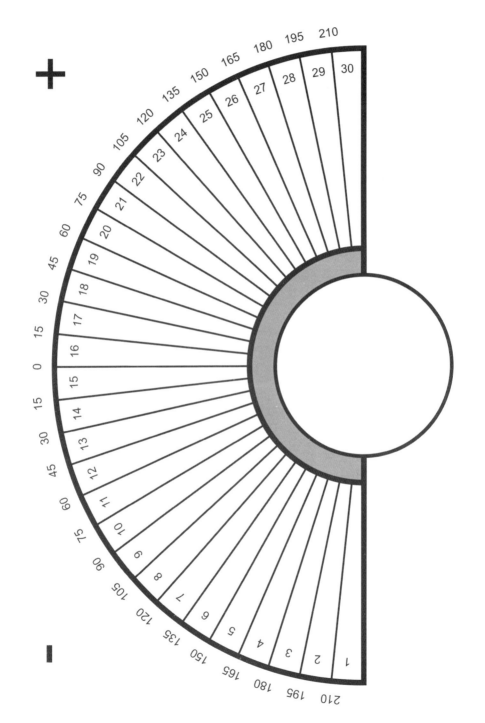

MEDIDA DE POTENCIAL ESPONTÂNEO

Este gráfico tem a função de identificar anomalias Eletromagnéticas emitidas por água subterrânea em Movimento (lado direito) e zona tectônica (lado esquerdo).

O gráfico foi criado com base nas medições da geofísica, por meio de aparelhos que medem a diferença de potencial em um terreno, com a emissão de uma corrente elétrica no solo, através de fios estendidos de um ponto A até um ponto B. Esse aparelho mede a resistividade do solo ou da rocha à passagem da corrente elétrica, caso haja uma anomalia, por exemplo, a passagem da corrente por uma ruptura na rocha ou no solo, como uma fratura, uma falha geológica. Ocorre uma diminuição de resistividade (ou da resistência da rocha à passagem da corrente elétrica, aumentando a diferença de potencial entre os dois pontos no terreno, em função de um aumento da intensidade de corrente emitida através do aparelho). Uma descontinuidade é captada em relação a uma emissão homogênea sem rupturas, na qual não se identificaria alguma anomalia. A presença da descontinuidade geológica sugere uma ruptura que pode armazenar água subterrânea a grandes profundidades. Com a somatória de vários pontos no terreno, por meio de vários perfis elétricos, consegue-se um aumento na possibilidade da identificação da presença possível de água no caso desse tipo de pesquisa. Como é uma observação indireta, somam-se outras observações geológicas para diminuir a possibilidade de erros e aumentar o acerto.

Quando for água de subsolo os valores são menores, enquanto em zonas tectônicas com água subterrânea os valores são altos. As medidas são obtidas em mV/m (-) para zonas tectônicas e em mV/m (+) para água de subsolo (mV/m: milivolts/metro).

Nota: para utilizar o gráfico com propriedade é necessário conhecê-lo, estudá-lo, para identificar suas escalas mentalmente, sem isso, os resultados serão aleatórios. O pêndulo responde unicamente a estímulos mentais, não é um instrumento divinatório.

A diferença de potencial total pode ser de centenas de milivolts. Há casos em que a anomalia ultrapassa 1,3 V (Valor médio para poço de água: 75 mV).

Unidade de medida: milivolt (mV)

RÉGUA DE ANÁLISE TELÚRICA

ONDAS ELETROMAGNÉTICAS

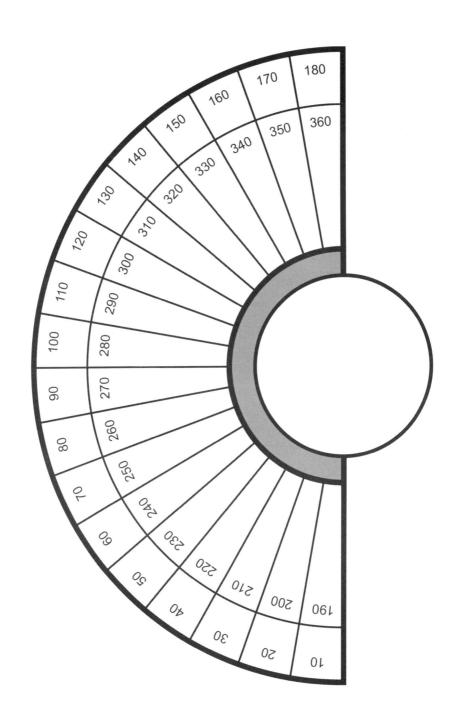

MEDIDOR DE PROFUNDIDADE DE ÁGUA

Independentemente de sua origem, de subsuperfície ou de fraturas profundas, este gráfico permite a avaliação da profundidade da água armazenada.

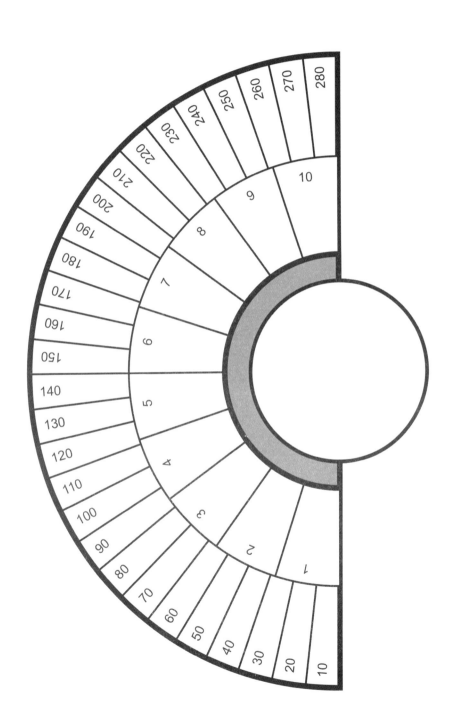

VAZÃO DE ÁGUA

Medidor de volume de água. Após ter identificado o local de subsuperfície portador de água ou a fratura armazenadora, utiliza-se este gráfico que sugere a quantidade de água provável existente no local. A vazão final depende, contudo, do tipo de bomba e do diâmetro dos dutos utilizados.

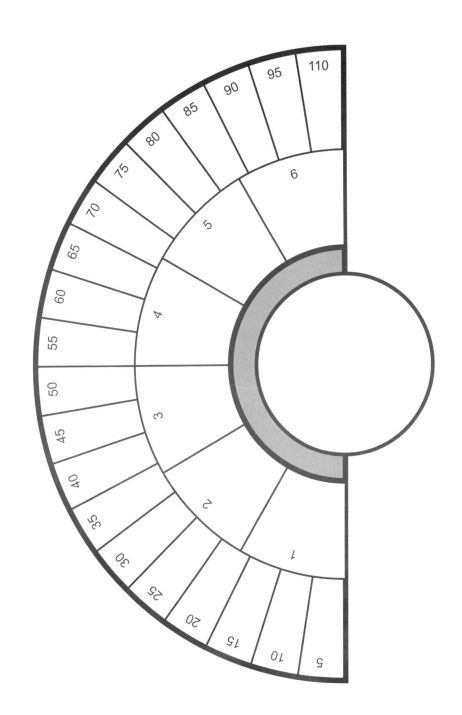

Faça download dos gráficos complementares usando o QR Code
ou pelo site: https://www.editoraalfabeto.com.br/m/graficos

Conheça outros livros do autor

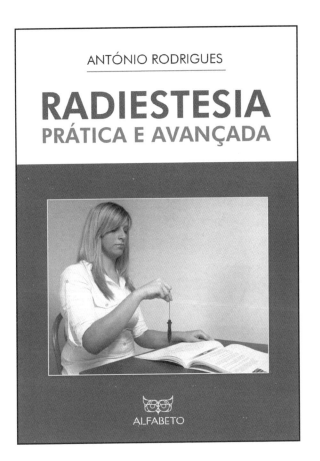

RADIESTESIA PRÁTICA E AVANÇADA
António Rodrigues

Revisado e atualizado, este trabalho é consequência do sucesso de dois livros que se tornaram verdadeiros clássicos da radiestesia: *Radiestesia Clássica e Cabalística* e *Radiestesia Prática e Ilustrada*, unidos dentro de uma mesma obra.

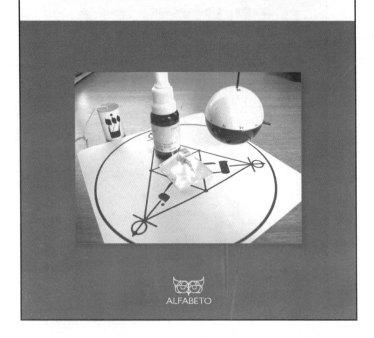

OS NOVOS GRÁFICOS EM RADIESTESIA
António Rodrigues

Instrumentos obrigatórios para a prática da radiestesia, os gráficos oferecem multiplicidade de usos e permitem análises mais precisas, possibilitando aumentar o poder vibracional de substâncias e palavras a fim de interferir nas energias presentes e modificar ambientes. Foram adicionados doze novos gráficos.

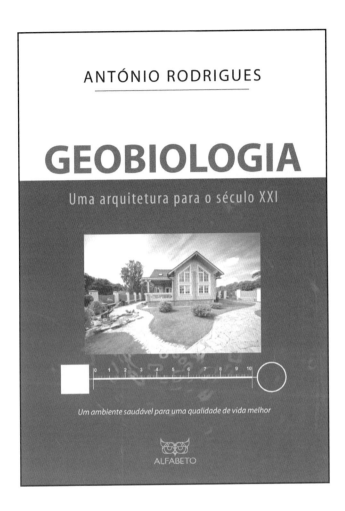

GEOBIOLOGIA - UMA ARQUITETURA PARA O SÉCULO XXI
António Rodrigues

Recomendado a arquitetos e estudantes de arquitetura, este trabalho de Geobiologia é um precioso roteiro destinado a aliar técnicas tradicionais a modernos instrumentos eletrônicos, com o intuito de diminuir o impacto do conjunto vibracional terreno/construção sobre os habitantes, resultando em uma verdadeira medicina da habitação para uma arquitetura saudável no século XXI.

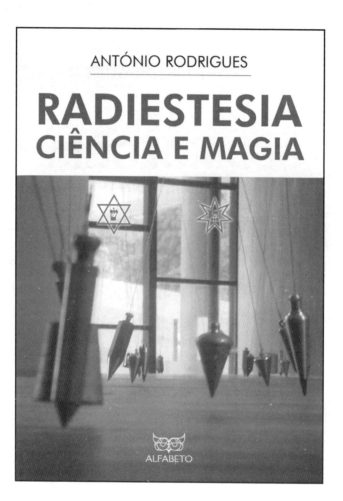

RADIESTESIA CIÊNCIA E MAGIA
Antônio Rodrigues

A obra revela pela primeira vez ao grande público, aspectos encobertos e não divulgados pelas brumas dos mitos, analisando, de forma imparcial, histórias e lendas próprias de uma disciplina até recentemente confundida com esoterismo. Sua leitura é fundamental para compreender o que é a radiestesia.